U0278157

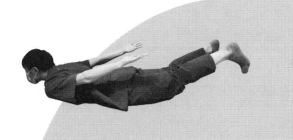

你运动对了吗

马玉峰
贺立娟
陈月峰
徐哲学 · 主编

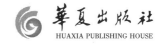

华夏出版社
HUAXIA PUBLISHING HOUSE

图书在版编目（CIP）数据

你运动对了吗 / 马玉峰等主编. -- 北京 ：华夏出版社有限公司，2024.12

ISBN 978-7-5222-0671-4

Ⅰ．①你… Ⅱ．①马… Ⅲ. ①运动性疾病－损伤－防治 Ⅳ. ①R873

中国国家版本馆CIP数据核字(2024)第031291号

你运动对了吗

主　　编　马玉峰　贺立娟　陈月峰　徐哲学
责任编辑　梁学超　胡文涵

出版发行　华夏出版社有限公司
经　　销　新华书店
印　　刷　三河市少明印务有限公司
装　　订　三河市少明印务有限公司
版　　次　2024 年 12 月北京第 1 版
　　　　　2024 年 12 月北京第 1 次印刷
开　　本　710×1000　1/16 开
印　　张　13
字　　数　162 千字
定　　价　59.80 元

华夏出版社有限公司　地址：北京市东直门外香河园北里 4 号　邮编：100028
网址：www.hxph.com.cn　电话：(010) 64663331（转）
若发现本版图书有印装质量问题，请与我社营销中心联系调换。

编委会名单

主　审　陈卫衡　王庆普

主　编　马玉峰　贺立娟　陈月峰　徐哲学

副主编　殷岳杉　宫大伟　侯晓勇　张艺璇

编　委（按姓氏笔画排序）

马玉峰　北京中医药大学第三附属医院

马睿辰　北京中医药大学

王　伟　北京中医药大学

王宝剑　北京中医药大学第三附属医院

王耀华　北京中医药大学东方医院

卢奕童　北京中医药大学

代文达　中国建筑集团有限公司

孙志强　北京中医药大学

孙悦斌　北京中医药大学

杨逸明　北京中医药大学

张艺璇　河北省三河市中医院

陈月峰　北京中医药大学第三附属医院

周润琳　北京中医药大学

侯晓勇　河北省三河市中医院

宫大伟　山东省文登整骨医院

贺立娟　北京中医药大学东方医院

徐哲学　北京中医药大学东方医院

殷岳杉　北京中医药大学第三附属医院

唐　嬟　北京中医药大学东方医院

彭志云　北京中医药大学

温博智　北京中医药大学

戴文康　北京中医药大学第三附属医院

英国政治家爱德华·斯坦利（Edward Stanley）曾经说过："Those who think they have no time for bodily exercise will sooner or later have to find time for illness。"翻译成中文就是：那些觉得自己没有时间运动的人，迟早要腾出时间来生病。这反映出运动与生病的相关性。1952年，伟大领袖毛主席为中华全国体育总会的成立题词——发展体育运动，增强人民体质。运动是一种习惯，更是一门科学。正确的运动方式可以强身健体，使人们保持年轻；不当的运动方式可以损伤身体，使人们举步维艰，甚至卧床不起。所以运动是一把双刃剑，只有理解运动，才能正确运动，才会使人们的身体变得更加健康，以提高生活的幸福指数；如果茫然、无知地运动，非但不能保持原有体魄，甚至还会让人们的身体及心理受到损伤。

回想发生于2021年5月的第四届黄河石林山地马拉松百公里越野赛公共安全事件，是多么地令人痛心疾首！这些运动员绝对不是第一次参加马拉松比赛，他们的身体素质也应该比普通人更强，即便普通人参加，在没有跑过那么多路程的情况下，也就是腰腿疼几天或者累几天，最多就是身体跑伤了，但绝不至于失去生命。而在此次事件中，为何竟有21人失去生命？我认为还是运动不科学。首先人们应知道自己的体力及能力程度，其次应了解外部环境且顺应外部环境。换句话说，就是在内认识自己，在外认识大自然，不要过度强求，更不能逆天而行。运动要适合自己的当前状态，不要好高骛远，同时也要结合外部环境，做到天人相应。谨记：生命健康第一，娱乐竞技第二。

　　本书由副主任医师马玉峰带领其团队编写。在编写过程中，编者充分借鉴了国内外的最新研究成果，并结合临床实践，力求本书的内容既具有科学性，又具有可操作性。书中的图片精美，视频清晰，图片、视频与文字相结合的形式对动作的阐述更加形象，使其通俗易懂、简单易学。运动的目的除了竞技、娱乐，更主要的是强身健体，若不当运动导致身体损伤，则得不偿失。因此爱好运动却不了解科学运动者，都可以参考本书，从而科学、合理地进行运动，以增强体魄。

陈卫衡

2024 年 11 月 1 日

筋伤（疼痛）门诊经常有年轻的女性患者问我：医生，我练习瑜伽能治疗颈椎病和腰椎疾病吗？还有年轻的小伙子问我：大夫，我去健身房加强颈部肌肉的锻炼是不是可以预防颈椎病？还有老年人很疑惑地问我：主任，我练习深蹲后膝关节疼痛反而加重了，这是为什么？诸如此类的问题很多很多……总之，如何正确运动以及怎样预防运动损伤，是困扰大家的重要问题。本书在肌肉的正常解剖结构及运动方法的基础上，谈谈常见运动损伤的预防及自我按摩、自我牵伸的锻炼方法。

公园里经常有人在练习太极拳、八段锦，有人在练习踢毽子、抖空竹，还有人在跳各种民族舞蹈……这么多运动方式，如何选择适合自己的运动方式，是困扰很多人的一个问题。本书将从肌肉解剖结构及功能、锻炼方法、常见运动损伤等方面详细阐述如何选择适合自己的运动方式。走进健身房，你会发现那里已经成为健身者的乐园：各种健身器材数不胜数，时而会有健身教练进行指导。但是在运动期间拉伤肌肉、韧带，伤及半月板，甚至导致腰椎间盘突出加重的情况时有发生，本书将详细介绍运动的正确方式以及怎样预防各种运动损伤。

编者希望本书既是运动爱好者的良师，又是渴望通过锻炼来强身健体者的益友，还是康复治疗师、按摩师、康复专业学生的参考书。本书描述的锻炼方法是基于健康者考虑的运动量，有疾患的朋友需要在医生、康复治疗师的指导下进行锻炼。由于时间和能力有限，书中难免存在不足之处，望读者提出建议，我们将积极采纳。

目录

第一部分

人体为什么需要运动？

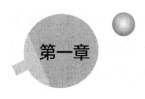

第一章

运动的产生

第一节 人体肌肉的结构和功能

正常情况下，成人有 206 块骨骼和 639 块肌肉。在神经系统的支配下，肌肉通过收缩、舒张来带动骨骼、关节产生运动，人类才能完成各种动作，如行走、跑步、握拳、抬头等。无论是简单的平移，还是复杂的旋转，身体的运动都可以分为主动运动和被动运动。主动运动由受刺激的肌肉收缩引起，而被动运动由肌肉收缩以外的其他力引起，如别人的推动或地球的地心引力等。早在春秋战国时期，中医就认识到"筋束骨，利机关"这一原理，筋以骨为杠杆，以关节为支点，连属关节而主全身之运动。人体肌肉众多，其中骨骼肌占大多数，骨骼肌与运动密切相关，是运动系统的重要组成部分。本节主要介绍骨骼肌。

一、骨骼肌的结构和功能

一般而言，一块典型的肌肉可分为中间的肌腹和两端的肌腱。骨骼肌（图 1-1）有连接骨骼和传递信号的作用，大多借助肌腱附着于骨骼上，由肌纤维和结缔组织构成，后者分为三组：肌外膜（epimysium）、肌束膜（perimysium）与肌内膜（endomysium）。肌外膜是围绕着肌腹的整个区域并将其与其他肌肉分隔开的致密结缔组织，

含有血管和神经。肌外膜以及血管和神经的分支伸入肌肉内，分隔和
包围大小不等的肌束，形成肌束膜。肌束膜与肌外膜相似，致密且相
对厚实，对拉伸有抵抗作用。分布在每条肌纤维周围的少量结缔组织
为肌内膜，其含有丰富的毛细血管。

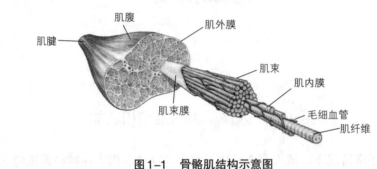

图1-1　骨骼肌结构示意图

二、骨骼肌的形态

　　骨骼肌按照形态可分为梭形肌、扁肌、羽状肌等（图1-2）。梭
形肌呈纺锤形，肌腹粗圆，两段分支逐渐变细，如肱二头肌；扁肌常
有腱膜，其肌纤维平行分布，如腹外斜肌；羽状肌在单位面积上有许
多纤维束，其肌纤维呈羽状排列，又分为羽肌（如股直肌）、半羽肌
（如半腱肌）、多羽肌（如三角肌）等。

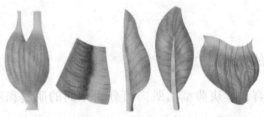

梭形肌　　扁肌　　半羽肌　　羽肌　　多羽肌
图1-2　骨骼肌的不同形态

第二节 人体关节的运动

一、人体关节的运动形式

骨与骨之间的连接称为骨连接，骨连接分为直接连接和间接连接。关节（图1-3）是间接连接中最常见的一种形式，一般由关节面、关节软骨、关节囊和关节腔构成。关节面是关节中相邻骨的接触面，一个略凸，叫关节头（凸面）；另一个略凹，叫关节窝（凹面）。大多数关节的这种匹配关系提高了关节的相互适应性，既增大了接触面积，又减少了摩擦力，并且有助于规范骨运动，增强关节的稳定性。一般而言，关节面之间有三种运动形式：滚动、滑动和旋转；这是通过凸面绕凹面转动（图1-4）或凹面绕凸面转动（图1-5）来完成的。不同的关节会产生不同的运动形式，如膝关节主要是滚动，而肩关节可以做冠状面、矢状面、横断面三个平面的旋转，所以肩关节是人体最灵活的关节，也是最不稳定的关节。

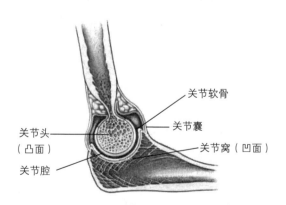

关节软骨

关节囊

关节头
（凸面）

关节窝（凹面）

关节腔

图1-3 关节的结构示例

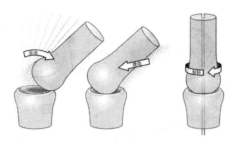

图1-4　凸面绕凹面的关节运动形式

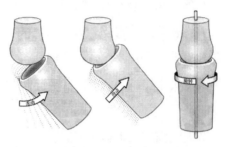

图1-5　凹面绕凸面的关节运动形式

二、运动相关的中医"筋骨平衡"理论

在中医学中,筋既是解剖结构,又是功能单位。外来暴力或慢性劳损导致筋络、筋脉损伤,从而骨失约束、关节不利,故称为筋伤,俗称伤筋。

在解剖结构上,筋束骨,骨张筋,筋和骨的关系密不可分。在人体运动中,肌肉将收缩产生的力传达于骨,这需要借助于韧带或肌腱,骨能够将不同部位的韧带及肌腱传导的力进行高效处理与分配,如此便可以产生相互协调、统一的运动模式。筋提供动力及传导,骨提供着力点,筋、骨相互协调是人体脊柱、关节等结构保持动态平衡的主要基础。筋附着于骨,才能发挥伸缩功能;骨通过筋的附着才能发挥其骨架的支撑作用。所以两者在结构上关系密切,在功能上互相影响,共同协调着人体的运动。

在病理上，筋的运动失衡可导致骨的运动失衡，如筋萎、筋滞及抽筋（肌肉痉挛）等都能够影响骨的运动或支撑等功能的发挥。反之，骨的损伤也能够影响筋正常功能的发挥，如骨蚀、骨萎、骨痹等病理改变能够引起筋失所依，导致筋萎，甚至筋废等病理改变。《素问·痿论》所述"宗筋主束骨而利机关也"，这说明筋与骨的关系密不可分，两者相互为用、相得益彰。

临床中，在筋伤疾病的早期，患者可以通过锻炼"筋"的力量，加强脊柱与关节的稳定性，从而达到减轻疼痛、治疗疾病的目的；在术后的恢复期，患者进行功能锻炼，其实也是在强化"筋"的功能。总之，"强筋壮骨"既可以增强机体的适应性、稳定性，也可以预防骨质疏松症等疾病。

第三节 适度运动对人体的好处

法国思想家伏尔泰（Voltaire）提出"生命在于运动"；1952 年，伟大领袖毛主席提出"发展体育运动，增强人民体质"，这些都说明坚持体育运动对人体大有裨益。随着社会不断发展，人民的生活水平得以不断提高，高血压、高血糖及高脂血症的患者也不断增多，颈椎病、腰椎间盘突出症的发病人群也逐渐年轻化，这些都提示我们：加强体育运动对保持健康非常重要。坚持合理运动对人体有以下好处。

一、预防骨质疏松症

骨质疏松症是以骨量减少、骨组织的微细结构被破坏，导致骨脆性和骨折危险性增加为特征的慢性进行性疾病。由于骨质疏松症的患者常无明显症状，所以该病容易被人忽视，通常患者发生骨折后才发现自己患有骨质疏松症。此时骨量丢失可能已超过30%，还有一些患者表现为以腰部、背部、髋部为主的疼痛，严重者可出现全身骨骼和关节的疼痛、身高变矮、驼背等症状，所以预防骨质疏松症至关重要。人们积极预防骨质疏松症必须从年轻时做起，其中体育运动为主要且重要的方法。体育运动一方面可以使骨骼粗壮，增加储备骨量的资本；另一方面可以加强关节、肌肉的灵活性和协调性，降低发生外伤的概率。

二、增强心肺功能

心肺功能指人体心脏泵血及肺部吸入氧气的能力，包含了血液循环速度、心脏跳动强弱、肺容量等，而其能力又直接影响全身器官及肌肉的活动。体育运动，尤其是有氧运动，可以提高呼吸肌的强度，改善肺的顺应性，增强肺功能及肺局部的抵抗力等；同时也可使心脏的跳动更加有力和规律，从而增强心脏的功能，保证心脏的效率。

三、保持身体曲线

人体能够完成行走、奔跑、跳跃等活动，与人体的生理曲线密不可分，在医学中人体脊柱的生理曲线尤其重要。脊柱为支撑躯干的主要部分，具有核心地位，其在矢状面（前后面）呈一个"S"形，分为颈曲、胸曲、腰曲、骶曲。颈曲、腰曲分别位于颈椎、腰椎部，自然向前呈弧形凸起；胸曲、骶曲分别位于胸椎、骶椎部，自然向后呈弧形凸起。另外，身体曲线还可以作为人体身材评估的标准，尤其是年轻女性，其中"三围"为主要的核心指标。体育运动可以维持并加强人体固有的身体曲线，还能预防各种脊柱退行性疾病，如颈椎病、腰椎间盘突出症等。

四、改善睡眠质量

适量运动可以促进睡眠和改善睡眠质量，因为其能够促进人的大脑分泌抑制兴奋的物质，这种物质可以促进深度睡眠，迅速缓解疲劳，使机体进入一个良性循环。白天运动也会导致身体处于略为疲劳的状态，这对睡眠也有帮助。注意在睡前应避免过量运动，因为这会导致大脑神经处于过度兴奋的状态，反而不利于机体进入睡眠状态。

五、缓解焦虑情绪

焦虑情绪经常是在这样一种情况下产生的，即人们担心一些不好的事情会发生，而这些不好的事情多半又是自己夸大了，换言之就是自己往消极、悲观、极端的结果去想了，进而产生了焦虑情绪。而这种情绪一旦产生，自身很难在短暂的时间里消除这种情绪，从而导致焦虑状态。体育运动可以使人们获得精神享受，建立自尊心，增加社会交往，从而缓解焦虑情绪。人们在体育运动中可以恢复动物天性，抵御各种异化机能，消除不利因素对身心的摧残。此外，坚持适量运动还可以调节神经系统，释放心理压力，增强身体各部分功能。

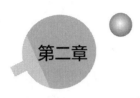

第二章

运动损伤与合理运动

第一节　运动过程中产生损伤的原因

运动造成身体损伤的原因多种多样，对运动行为认识不够和运动行为不当是导致运动损伤的常见因素，运动前的准备工作、本人的心理状态及身体素质等也是导致运动损伤的因素。如果人们能够认识到导致运动损伤的原因，便可以做好运动前的预防工作，以防止此种情况的发生。常见的运动损伤有膝关节韧带损伤、踝关节韧带损伤、腕关节三角纤维软骨复合体损伤等。

一、未充分热身

做好充分的热身活动主要指各关节及肌肉进行充分的舒缓拉伸。如果人们在身体处于比较僵硬的状态下盲目进行剧烈运动，就容易导致肌肉拉伤或骨关节损伤等外伤。

二、运动姿势及方法不当

运动姿势不正确、运动方法不合适可能都会造成肌肉等软组织的运动损伤。例如进行瑜伽、深蹲、举哑铃等体育活动时，过度强求训练效果，则容易导致肌肉、关节的损伤，其中髋关节盂唇损伤、膝关节半月板损伤、肩袖损伤等较为常见。

三、过量运动

持续运动的时间较长，或动作剧烈碰撞及强度过大，都会导致肌肉频繁收缩，使体内的能量消耗过大，一旦超过身体能够承受的限度，就容易造成运动损伤。

四、运动恢复不够

运动过程中血液循环速度加快，使肌肉中的乳酸产生过多，这会引起肌肉酸胀疲劳。运动之后充分的放松活动能促进乳酸代谢，有助于机体恢复，反之则容易引起运动损伤。

五、装备不合适或环境不良

运动装备不适合运动本身，如锻炼者穿足球鞋在公路上跑步或运动鞋不合脚等都易导致运动损伤。运动环境不良也易导致运动损伤，如地面比较滑，则易发生摔倒等不良情况。

六、身体素质差异

身体素质的优劣对动作要领的掌握及运用很重要。身体素质差，容易导致运动损伤；身体素质好，则不易导致运动损伤。所以各位读者要根据自己的身体素质情况，选择不同的锻炼方法及锻炼强度。

第二节　健身运动、康复训练的原则

一、安全性原则

安全性原则指在运动锻炼的过程中锻炼者不出现或尽量避免出现运动伤害事故。这是运动健身的首要原则。不同年龄、不同性别和不同身体机能状况的人，应该选择适合自己的锻炼方法、频率、强度等。在参与运动锻炼的全过程中，锻炼者都应把安全性原则置于首要地位。

二、全面发展原则

全面发展原则指在运动锻炼中，身体各部位、各器官的机能水平都能得到提高。身体机能的全面发展既体现在改善心肺功能和免疫功能方面，又体现在提高有氧运动能力、肌肉力量、柔韧性等身体素质方面。人们要取得全面发展的效果，就应当选择全身主要肌群参与的运动项目，如跑步、游泳、球类运动等。

三、超负荷原则

超负荷原则指人体在运动锻炼中，运动负荷要不断增加。超量恢复是超负荷原则的理论基础。当人体进行一段时间的运动锻炼后，身体机能和运动能力在一定时间内可以超过以前的水平，这种现象被称为超量恢复。运动中，只有不断地超过以前的运动负荷，才能使身体机能和运动能力不断提高，但是当人体的能力发挥至极限时便不可再超负荷。因此锻炼者需要根据自身的情况，在超负荷原则下（即不出现身体损伤的状态）来调整运动强度，方能达到强身健体的目的。

四、循序渐进原则

如果将超负荷原则理解为不断增加运动强度的话，那么循序渐进原则就是科学地、逐步地增加运动强度。人体在进行运动锻炼的过程中，身体机能的提高需要一定的时间，因此，锻炼者不要急于求成，而应循序渐进，这样才能确保在运动中消耗的能量得到恢复，疲劳得到消除，使身体机能完全恢复或达到超量恢复的水平。

五、专门性原则

专门性原则指锻炼者根据运动锻炼的目的，选择专门的锻炼内容，制订运动健身方案，安排体育活动，即想要提高什么，就专门练什么。如果运动锻炼的目的是增强力量，锻炼者就选择力量练习；如果目的是提高有氧运动能力，锻炼者就选择慢跑等有氧运动。

六、个性化原则

个性化原则指运动健身方案需要根据每个人的遗传特征、身体机能特点和运动习惯等来制订。专业人士为锻炼者制订运动健身方案时，需要对其进行必要的医学检查和运动能力测试，以便了解每个人的具体情况，使运动健身方案更具个体特征。例如超重人群（BMI ≥ 25）应选择游泳，以减轻体重对身体的负荷影响。

七、运动后补充流食原则

果汁、粥、汤及水分较多的水果和蔬菜（如西红柿、葡萄、橙子、西瓜、生菜和黄瓜等），带有大量的水分和维生素，能帮助身体及时补充水分。

八、运动后补充含钾食物及维生素原则

土豆、香蕉、橘子、橙子和葡萄干等含有丰富的钾元素和维生素B和维生素C，有助于把人体内积存的代谢产物尽快代谢掉，故食用此类食物能消除疲劳。

九、系统全面原则

在进行运动损伤康复训练时，康复师需要根据患者身体损伤的具体状况，全方位地安排训练计划，甚至需要对其心理进行疏导，避免只关注身体机能损伤而忽视对抗损伤所带来的心理负担，而这恰恰是目前运动损伤康复训练的薄弱点之一。

十、科学针对性原则

在运动损伤康复训练中，训练强度、训练频次、训练量等都需要进行科学评估、精确把控，特别是对有肌肉损伤的患者，其训练强度与训练量都需要根据肌肉恢复的状况进行不断地调整。

十一、连续性原则

对运动损伤进行康复训练的一个误区是认为身体恢复正常活动便是结束康复训练的标志，事实上身体恢复正常活动水平与恢复正常运动水平是完全不同的两个概念。很多人在能够正常活动后便终止了康复训练而直接投入往常的高负荷运动，这很容易导致旧伤复发，造成不可挽回的后果。

十二、反馈调节原则

在运动损伤康复训练中，康复师需要及时监测患者的身体机能，不断调整康复训练方案，以满足实际康复需要并及时应付突发情况，避免不当的康复训练对其身体造成损伤。

第二部分

人体各部肌肉的解剖及功能、常用的锻炼方法

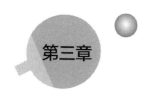

第三章

颈部肌肉

一、概述

颈部的主要功能是支撑头部，并为感觉器官（眼、耳、鼻等）提供更广阔的空间。颈椎是整个脊柱中活动范围最大的部分，这依赖于神经系统的正常调控、肌肉与关节功能的正常发挥。

颈部是全身最为灵活同时也是最不稳定的部位之一。颈部除了支撑人体最重要的器官——头颅之外，其正前方的中间还有气管、食管穿过，两侧有重要的神经、血管分布，颈根部（颈部与肩部的连接处）还有肺尖突入。颈部由错综复杂的肌肉、韧带、筋膜及关节等结构组成，一旦发生病变，如生理曲度变直、椎间盘突出、关节增生等，都会导致各种各样的临床症状。如果颈部的神经根被压迫，就会导致上肢麻木、疼痛等；如果颈部的脊髓被压迫，就会导致下肢麻木、走路头重脚轻、手拿捏物体不稳等；如果颈部的血管被压迫，就会导致眩晕、恶心、呕吐，甚至晕厥。

正常颈椎的稳定性由内源性稳定和外源性稳定两方面来维持。内源性稳定指椎体、椎间盘及韧带等结构；外源性稳定主要指颈部肌肉的调节和控制。颈椎周围附着四十多条肌肉，其运动是在神经和肌肉的协调作用下完成的。如果颈部要时刻保持一种稳定的动态平衡，就需要各部分肌肉协同运动。颈部肌肉也是维持颈椎生理曲线及颈椎稳定性，使颈部灵活运动的重要保证。

　　在现代生活中，由于智能手机和电脑的普及，人们长时间低头伏案工作，导致一个个变成了"低头族"。长时间的低头意味着对颈后部肌肉进行不停地牵拉并压迫颈椎，导致颈部发生病变。这也是当代颈椎病多发的一大原因，而且颈椎病的发病人群越来越年轻化也与此相关。本章节就是对容易受损的颈部肌肉进行讲解，让大家知道如何对这些肌肉进行放松，从而及早预防颈椎病。

　　颈部肌肉主要分布在颈前部和颈后部。颈前部的肌肉主要是颈阔肌、胸锁乳突肌和斜角肌；颈后部的肌肉主要是斜方肌、头夹肌、头半棘肌、头最长肌、头上斜肌和头下斜肌。颈部的运动包括前屈（头向前）及后伸（头向后仰）（图3-1）、侧屈（耳接触肩部）（图3-2）、旋转（图3-3）。

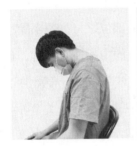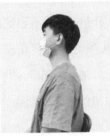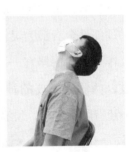

图3-1　颈部前屈、后伸运动

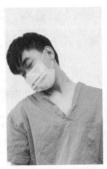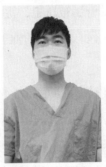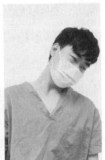

图3-2　颈部侧屈运动

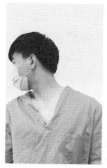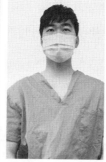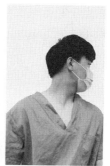

图 3-3 颈部旋转运动

二、主要肌肉解剖及功能

(一)颈阔肌(图 3-4)

1. **起点** 三角肌、胸大肌表面的筋膜。

2. **止点** 口角、下颌骨下缘及面部皮肤。

3. **功能** 紧张颈部皮肤,保护颈部血管。

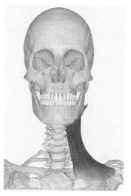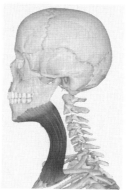

图 3-4 颈阔肌

(二)胸锁乳突肌(图 3-5)

1. **起点** 胸骨柄前方和锁骨内侧 1/3。

2. 止点　颞骨乳突外侧面、枕骨上项线外侧 1/2。

3. 功能　一侧收缩时使头向同侧倾斜，脸转向对侧；两侧同时收缩时使头向后仰。

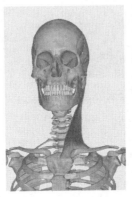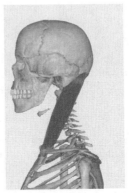

图 3-5　胸锁乳突肌

（三）斜角肌（图 3-6）

1. 起点　第 2 ~ 7 颈椎的横突。

2. 止点　第 1 肋及第 2 肋。

3. 功能　一侧收缩时使颈部侧屈、旋转；两侧同时收缩时使颈部前屈，并上提第 1 肋及第 2 肋来协助吸气。

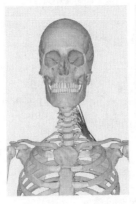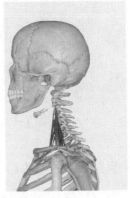

图 3-6　斜角肌

（四）斜方肌（图3-7）

1. 起点　上项线、枕外隆凸、项韧带、第7颈椎的棘突、全部胸椎的棘突。

2. 止点　锁骨外侧1/3、肩峰的骨骼肌、肩胛冈的骨骼肌。

3. 功能　将肩胛骨拉向后正中线（脊柱），上提和下降肩胛骨。

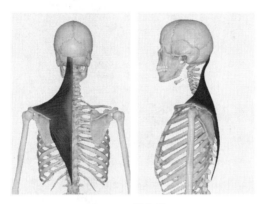

图3-7　斜方肌

（五）头夹肌（图3-8）

1. 起点　项韧带下部、第7颈椎的棘突、第1～3胸椎的棘突。

2. 止点　颞骨乳突、枕骨上项线外侧。

3. 功能　一侧收缩时使头颈部向同侧侧屈以及转头；两侧同时收缩时使头颈部伸直。

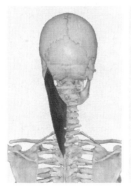
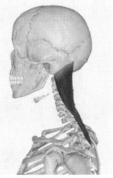

图3-8　头夹肌

（六）头半棘肌（图3-9）

1. 起点　第4～7颈椎的关节突、第1～5胸椎的横突。

2. 止点　枕骨。

3. 功能　后伸头颈部。

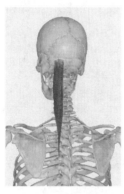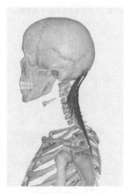

图3-9　头半棘肌

（七）头最长肌（图3-10）

1. 起点　第3～7颈椎的横突和关节突、第1～3胸椎的横突。

2. 止点　颞骨乳突的后面。

3. 功能　一侧收缩时，使脊柱向同侧侧屈；两侧同时收缩时，使脊柱伸直，维持人体直立姿势。

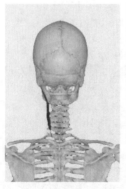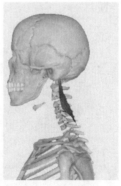

图3-10　头最长肌

（八）头上斜肌（图3-11）

1. 起点　第1颈椎的横突。

2. 止点　枕骨下项线外侧1/3。

3. 功能　一侧收缩时使头转向对侧并向同侧侧屈；两侧同时收缩时使头向后仰。

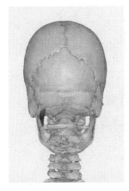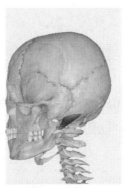

图3-11　头上斜肌

（九）头下斜肌（图3-12）

1. 起点　第2颈椎的棘突。

2. 止点　第1颈椎的横突。

3. 功能　一侧收缩时使头转向同侧并向同侧侧屈；两侧同时收缩时使头向后仰。

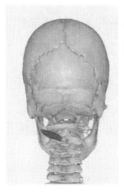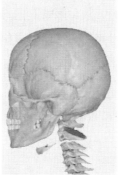

图3-12　头下斜肌

三、常用的锻炼方法

（一）抬头望月（图3-13）

1. 步骤　锻炼者坐在椅子上，腰腹收紧并挺直，后背靠住椅子；然后双手十指交叉，手掌置于前额，将头向后拉至鼻子正对天花板，保持5～20秒。此为1次。

2. 频次　每天2组，1组10～20次。

3. 要领　动作轻缓，逐渐发力；锻炼者着重感受颈部前方的牵伸感，无需使用蛮力强行将头极度后仰。

4. 主要参与肌肉　颈阔肌、胸锁乳突肌。

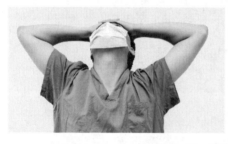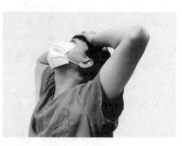

图3-13　抬头望月

（二）斜瞭北斗（图3-14）

1. 步骤　锻炼者坐在椅子上，腰背挺直，头部轻轻后仰，下巴抬高，头部偏向一侧，眼睛看向对侧斜方；然后同侧手放在对侧头部上方，轻轻向同侧用力，感觉对侧肌肉被牵伸即可，保持5～20秒，再换另一侧重复上述动作。此为1次。

2. 频次　每天2组，1组10～20次。

3. 要领　头部侧屈，下巴抬高；锻炼者着重感受颈部侧方的牵伸感，力量不宜过大。

4. 主要参与肌肉　胸锁乳突肌、斜角肌。

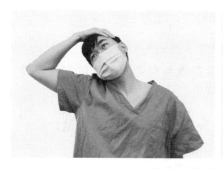
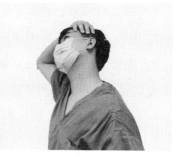

图 3-14　斜瞭北斗

（三）仙人望路（图 3-15）

1. 步骤　锻炼者坐在椅子上，腰背挺直，双手十指交叉放于头后；然后手部向前用力，头部向后用力，感受头部和手部的对抗感，保持 30 ～ 40 秒。此为 1 次。

2. 频次　每天 2 ～ 4 次。

3. 要领　头部和手部用力均不宜过大，锻炼者着重感受颈部的牵伸感，勿要损伤颈椎。

4. 主要参与肌肉　斜方肌、头夹肌。

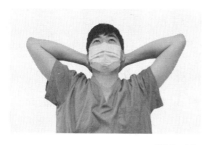
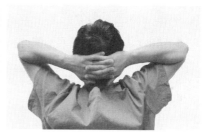

图 3-15　仙人望路

（四）低头寻路（图 3-16）

1. 步骤　锻炼者坐在椅子上，后背自然靠在椅背上，头部向一侧前下方低头约 45°；然后同侧手放在对侧颞部，轻轻向同侧的前下方施力，另一侧手抓住椅子边缘，感受颈部侧后方的牵伸感，保持

10 ～ 20 秒，再换另一侧重复上述动作。此为 1 次。

2. 频次　每天 2 组，1 组 10 ～ 20 次。

3. 要领　动作宜轻缓，锻炼者逐渐感受颈部侧后方的牵伸感，不宜使用猛力，以免伤到颈椎。

4. 主要参与肌肉　斜方肌、头夹肌、头半棘肌、头最长肌。

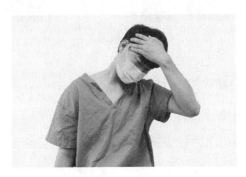

图 3-16　低头寻路

（五）"十"字当头（图 3-17）

1. 步骤　锻炼者坐在椅子上，双手放在大腿上，腰背挺直；然后头颈部按前、后、左、右 4 个方向，分别进行前屈、后伸、侧屈运动，如在空中画了 1 个"十"字。此为 1 次。

2. 频次　每天 2 组，1 组 20 次。

3. 要领　动作不宜过快，轻缓即可，以免伤到颈椎。

4. 主要参与肌肉　斜方肌、胸锁乳突肌、颈阔肌、头夹肌。

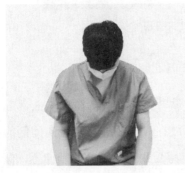
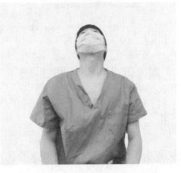

图 3-17　"十"字当头

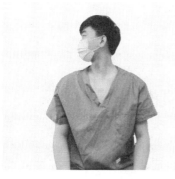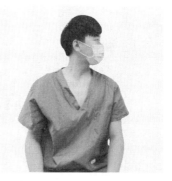

续图 3-17　"十"字当头

（六）筋膜球放松（图 3-18）

1. 所需物品　筋膜球 1 个。

2. 步骤　锻炼者坐在椅子上，腰背靠在椅背上；然后一手抓住筋膜球，放于同侧颈后部，顺着肌肉上下走行方向来回滚压 40 ～ 60 下，再换另一手重复上述动作。此为 1 次。

3. 频次　每天 1 次。

4. 要领　动作不宜过快过重，如果锻炼者在某处感觉疼痛难忍，就应立即停止动作，并及时就医检查。

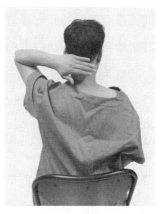

图 3-18　筋膜球放松

5. 主要参与肌肉　力量较小时可放松斜方肌；力量较大时可放松头夹肌、头半棘肌、头最长肌。

6. 注意事项　因颈部正前方有气管和食管穿行，甲状腺也在此处，侧方有颈总动脉等较大的动脉，故此法不适宜在颈部前方和侧方使用。

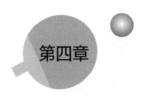

第四章

肩背部肌肉

一、概述

肩部肌肉和背部肌肉由于解剖部位相近，可以看做一个整体。它们的作用是保护和支撑脊柱和保护内脏，并且为我们的肩部活动、上肢活动和腰部活动提供动力。

肩关节是人体活动幅度最大的多轴关节，可以进行屈曲与伸展、外展与内收、内旋与外旋等多个方向的复合运动，这与数量庞大、功能复杂的肌肉密切相关。由于肩关节灵活度高，承担的运动量大，因此受伤的概率也较高，以牵拉伤和关节结构紊乱最为常见；并且肩关节易受风寒侵袭，从而形成肩关节周围组织的无菌性炎症等，可牵涉至颈背部和上臂部。在肩部诸病中，肩周炎、肱二头肌肌腱炎、冈上肌肌腱炎、肱三头肌肌腱炎等疾病较为常见。以肩周炎为代表，其主要表现为疼痛和活动受限，疼痛特点为烦痛、夜间较重而影响睡眠，患者十分痛苦。颈肩综合征在肩部疾病中也较为常见，并伴有上肢的疼痛、麻木。

腰背部作为直立行走的支柱及躯干运动的枢纽，在人体活动中起着重要作用。背部有脊柱走行，脊柱前的腹腔内有众多重要器官，这是背部肌肉丰厚饱满的原因之一。背部肌肉大致分为三层，保护着我们重要的脊柱和器官，其结构复杂，承担着丰富的运动和人体二分之一的重量，因此背部疾病的发病率较高。腰背部疾患有因外伤而致，如急性腰扭伤、损伤后失治或误治等；也有因受风、寒、湿邪及劳动姿势和生活习惯的影响所致；还有为数不少的患者是因骨关节、椎间盘及韧带的退行性病变所致。本章节就是对肩背部的主要肌肉进行讲解，让大家了解如何对这些肌肉进行放松，以缓解不适。

　　肩部的肌肉主要有斜方肌、三角肌、大圆肌、小圆肌、肩胛下肌、冈上肌、冈下肌、肩胛提肌。肩部的运动包括屈曲与伸展（图4-1）、外展与内收（图4-2）、内旋与外旋（图4-3）。背部的肌肉主要有斜方肌、三角肌、大圆肌、小圆肌、肩胛下肌、冈上肌、冈下肌、肩胛提肌、背阔肌、竖脊肌、菱形肌。

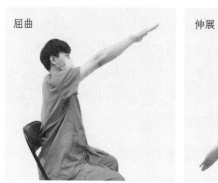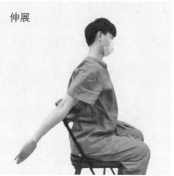

图4-1　肩部屈曲与伸展运动

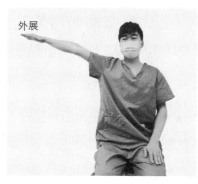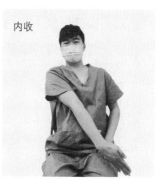

图4-2　肩部外展与内收运动

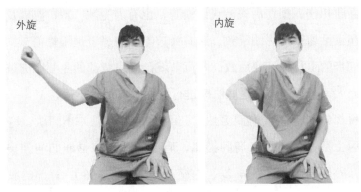

图4-3 肩部外旋与内旋运动

二、主要肌肉的解剖及功能

肩部肌肉的主要功能是为上肢活动提供动力，并且为肩膀和手臂的运动提供稳定平台，以及保护下位颈椎和上位胸椎。背部肌肉的主要功能是支撑脊柱，为直立行走和躯干运动提供动力，以及保护腹腔内的重要器官。

（一）斜方肌（同图3-7）

1. 起点 上项线、枕外隆凸、项韧带、第7颈椎的棘突、全部胸椎的棘突。

2. 止点 锁骨外侧1/3、肩峰的骨骼肌、肩胛冈的骨骼肌。

3. 功能 将肩胛骨拉向后正中线（脊柱），上提与下降肩胛骨。

（二）三角肌（图4-4）

1. 起点 锁骨外侧1/3、肩峰的骨骼肌、肩胛冈的骨骼肌。

2. 止点 肱骨外侧的三角肌粗隆。

3. 功能 协助肩关节的外展、屈曲、伸展、内旋和外旋运动。

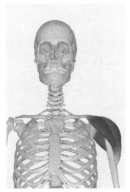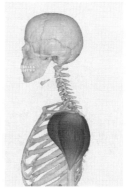

图 4-4 三角肌

（三）大圆肌（图 4-5）

1. 起点　肩胛骨下角背面。

2. 止点　肱骨小结节。

3. 功能　协助肩关节的伸展、内收及内旋运动。

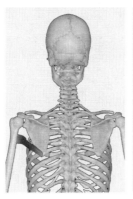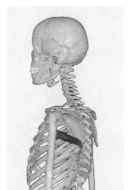

图 4-5 大圆肌

（四）小圆肌（图 4-6）

1. 起点　肩胛骨外侧缘背面。

2. 止点　肱骨大结节下部。

3. 功能　协助肩关节的外旋运动。

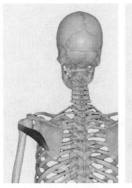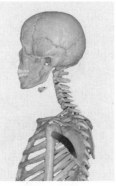

图 4-6 小圆肌

（五）肩胛下肌（图 4-7）

1. 起点 肩胛下窝。

2. 止点 肱骨小结节。

3. 功能 协助肩关节的内收及内旋运动。

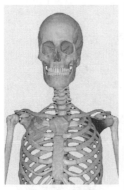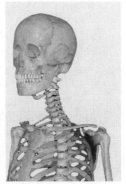

图 4-7 肩胛下肌

（六）冈上肌（图 4-8）

1. 起点 肩胛骨的冈上窝。

2. 止点 肱骨大结节上部。

3. 功能 协助肩关节的外展运动。

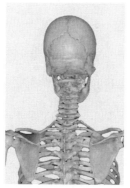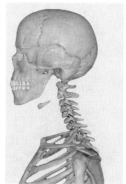

图4-8　冈上肌

（七）冈下肌（图4-9）

1. 起点　肩胛骨的冈下窝。

2. 止点　肱骨大结节中部。

3. 功能　协助肩关节的外旋运动。

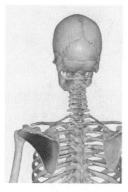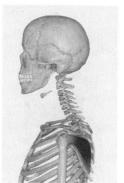

图4-9　冈下肌

（八）肩胛提肌（图4-10）

1. 起点　第1～4颈椎横突的后结节。

2. 止点　肩胛骨内角、脊柱缘上部。

3. 功能　上提肩胛骨。

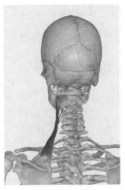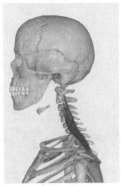

图 4-10　肩胛提肌

（九）背阔肌（图 4-11）

1. 起点　第 6 ~ 12 胸椎的棘突、全部腰椎的棘突、髂嵴。

2. 止点　肱骨小结节嵴。

3. 功能　协助肩关节的伸展、内收及外旋运动。

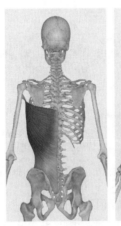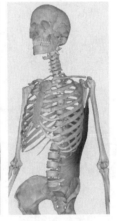

图 4-11　背阔肌

（十）竖脊肌（图 4-12）

1. 起点　骶骨背面、髂嵴后部、腰椎的棘突、腰背的筋膜。

2. 止点　肋骨的肋角下缘、颈椎和腰椎的横突、颞骨乳突、颈椎和腰椎的棘突。

3. 功能　一侧收缩时使脊柱向同侧侧屈；两侧同时收缩时使脊柱伸直和使头部后仰。

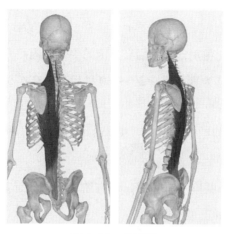

图 4-12　竖脊肌

（十一）菱形肌（图 4-13）

1. 起点　第 6、7 颈椎的棘突、第 1～4 胸椎的棘突。

2. 止点　肩胛骨内侧缘。

3. 功能　使肩胛骨后缩、下回旋、上提，牵引肩胛骨向脊柱靠拢。

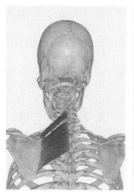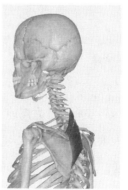

图 4-13　菱形肌

三、常用的锻炼方法

（一）十字交手（图4-14）

1. 步骤　锻炼者坐在椅子上，腰背挺直，双手交叉环抱于胸前，双手掌分别握住对侧肩部；然后在外侧的手臂向内用力，力度以感受到手臂后部的牵伸感为宜，保持30～60秒后双手交换动作。此为1次。

2. 频次　每天2次。

3. 要领　身体保持稳定，不要随手臂的发力而转动，以避免降低牵伸效果。

4. 主要参与肌肉　三角肌、斜方肌、背阔肌、菱形肌、大圆肌、小圆肌、肩胛下肌、肱三头肌。

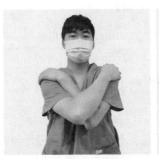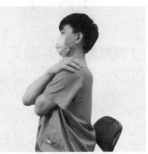

图 4-14　十字交手

（二）耸肩画圆（图4-15）

1. 步骤　锻炼者站立，双足分开且与肩同宽，双手臂自然下垂，放在身体两侧；然后双肩胛骨先向前上方用力，上提至极限后再向后下方用力，下降至极限后又向前上方用力，如此反复20～40遍，肩膀似画圆圈。此为1次。

2. 频次　每天2次。

3. 要领　锻炼者自然呼吸，颈部保持固定，不要随肩部发力而晃动。动作幅度不宜过大，以免对肌肉造成损伤；动作速度不宜过快，着重感受肌肉的牵伸感。

4. 主要参与肌肉　斜方肌、肩胛提肌、大圆肌、小圆肌。

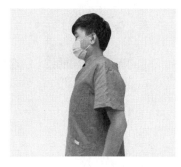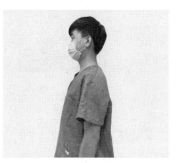

图 4-15　耸肩画圆

（三）一手撑天（图 4-16）

1. 步骤　锻炼者坐在椅子上或站立，一手臂举过头顶并屈曲约90°，紧贴头部，与头部保持垂直；另一手臂从头后部屈曲并紧贴头后部，抓住垂直侧手臂的肘部，保证垂直侧手臂紧贴耳朵，保持40～60秒后双手交换动作。此为1次。

2. 频次　每天2次。

3. 要领　头部和躯干保持中立位，勿随手臂用力而摇晃；屈曲侧手臂发力适中，勿用猛劲。

4. 主要参与肌肉　三角肌、背阔肌、斜方肌、大圆肌、小圆肌、冈上肌、菱形肌、肱三头肌。

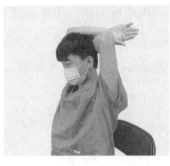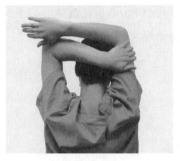

图 4-16　一手撑天

（四）背手观音（图 4-17）

1. 步骤　锻炼者站立，双足分开且与肩同宽，一手放于后背，肘部屈曲约 90°；另一手也放于后背并抓住屈曲侧手的肘部，向同侧发力，将屈曲侧手向发力侧牵引，保持 20～40 秒后双手交换动作。此为 1 次。

2. 频次　每天 2 次。

3. 要领　身体保持稳定，不要随手发力而转动；动作宜缓慢进行，勿用猛劲，以感受到屈曲侧手前后部肌肉的牵伸感即可。

4. 主要参与肌肉　三角肌、胸大肌、肩胛提肌、冈上肌。

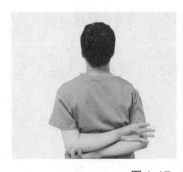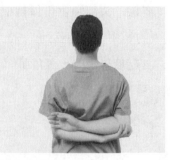

图 4-17　背手观音

（五）半蹲牵伸（图 4-18）

1. 步骤　锻炼者面对门口（或牢固的铁杆），半蹲，双足并拢，一手抓住门框（或铁杆），手臂伸直，身体稳定后双腿逐渐下蹲以降低自身高度，蹲至感受到肩部及手臂部肌肉的牵伸感即可，保持20 ～ 40 秒后再换另一手重复上述动作。此为1次。（演示图4-18以椅子代替门）

2. 频次　每天2次。

3. 要领　半蹲时，膝盖不要超过足尖，以免对膝盖造成伤害；手臂保持伸直状态，以保证牵伸效果；下蹲的高度根据自身情况而定，锻炼者切勿猛然下蹲，以免对身体造成损伤。

4. 主要参与肌肉　三角肌、大圆肌、菱形肌、冈下肌、背阔肌，小圆肌、冈上肌。

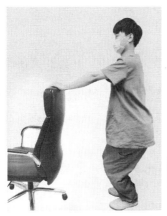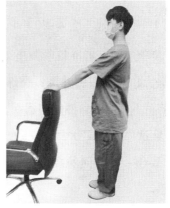

图4-18　半蹲牵伸

（六）坐地牵伸（图4-19）

1. 步骤　锻炼者准备瑜伽垫（或大块毛巾）并将其铺在地上，取长坐位，腰背挺直，双腿伸直，躯干稍向后方倾斜；然后双手放在躯干后方并伸直，手掌放在距离髋部30 ～ 40 厘米处，手指朝前，双手与肩同宽，保持20 ～ 40 秒。此为1次。

2. 频次　每天2次。

3. 要领　锻炼者保持自然呼吸，双手伸直，切勿弯曲，腰背挺直。

4. 主要参与肌肉　胸大肌、三角肌、胸小肌、背阔肌、斜方肌、菱形肌。

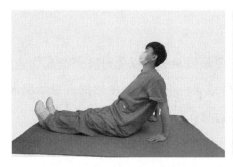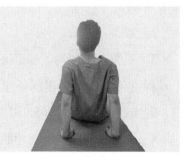

图 4-19　坐地牵伸

（七）一拜天地（图 4-20）

1. 步骤　锻炼者准备瑜伽垫（或大块毛巾）并将其铺在地上，跪在瑜伽垫上；然后双腿并拢，臀部自然向后坐在足跟上，身体放松并自然向前趴下，双手自然伸向远端，保持 20 ~ 40 秒。此为 1 次。

2. 频次　每天 2 次。

3. 要领　身体向前趴下时，臀部不要离开足跟，感受整个背部的牵伸感。

4. 主要参与肌肉　斜方肌、背阔肌、竖脊肌、三角肌。

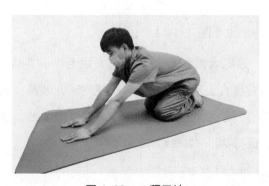

图 4-20　一拜天地

（八）站姿背部牵伸（图4-21）

1. 步骤　锻炼者站立，双足分开且与肩同宽，腰背挺直；然后一肘关节屈曲，使其手掌放于同侧的颈后部；另一手抓住屈曲侧肘部并向同侧发力，保持20～40秒后双手交换动作。此为1次。

2. 频次　每天2次。

3. 要领　腰背挺直，勿弯腰；手发力宜轻缓，勿突然发力。

4. 主要参与肌肉　背阔肌、竖脊肌、肩胛提肌、冈上肌、肱三头肌。

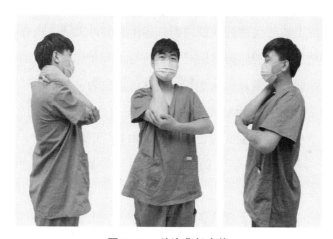

图4-21　站姿背部牵伸

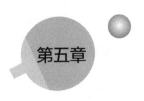

第五章

上臂部肌肉

一、概述

人类的上肢与动物的前肢同源，连于胸廓外上部，由相对简单的骨骼以及功能强大的肌肉群组成。上肢与下肢相比，上肢的骨骼相对轻巧，骨骼肌数目多且形状细长，因此运动更为灵活。上肢拥有强大的运动功能，可完成相对复杂的动作，是人类赖以生存的劳动工具，在日常生活中扮演着重要角色。上肢是由骨、肌肉、血管、神经、筋膜及皮肤等形成的多层次局部结构，可分为肩、上臂、肘、前臂、腕、手掌等。

上肢的骨骼分为上肢带骨及自由上肢骨。上肢带骨参与肩关节和肩锁关节的构成，相关内容在第四章已体现，在此不再赘述；自由上肢骨包括肱骨、尺骨、桡骨及手骨（由腕骨、掌骨、指骨组成）。本章主要讲解上臂部骨骼与肌肉的结构及功能。肱骨，分两端一体，是上臂部起主要支持作用的骨骼，也是最粗壮的自由上肢骨。肱骨上端内侧有半球形的肱骨头，参与肩关节的构成；外侧与前面有两个突起，分别称为肱骨大结节和肱骨小结节。下端较上端稍扁，参与肘关节的构成；前面有两个凹陷，在内侧的凹陷称冠状窝，在外侧的凹陷称桡窝；下端内侧与外侧有两个隆起，分别为肱骨内上髁和肱骨外上髁。在下方内侧面类滑车状的关节面为肱骨滑车，在外侧面前面的半球状凸起为肱骨小头；肱骨滑车后上方的深窝为鹰嘴窝。肱骨上下两端之间的部分为肱骨体，其上的结节间沟是肱骨大、小结节之间的纵沟，肱二头肌长头肌腱从中通过；其上的三角肌粗隆为三角肌的止点，滋养孔为肱骨滋养动脉进出肱骨的通道。上臂部的肌肉主要为肱二头肌、肱三头肌、肘肌、喙肱肌、肱肌等，这些肌肉共同承担着上臂部的主要固定及运动功能。

二、主要肌肉的解剖及功能

（一）肱二头肌（图 5-1）

1. **起点**　长头起自肩胛骨的盂上结节，短头起自肩胛骨的喙突。

2. **止点**　肌腱止于桡骨粗隆，腱膜止于前臂的筋膜。

3. **功能**　从起点和止点可以看出，肱二头肌是一个跨肩关节和肘关节的肌肉，理论上它可以参与这两个关节的运动。其功能主要为：协助肩关节及肘关节的屈曲运动、前臂的旋前运动。

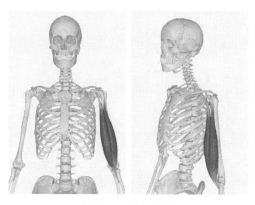

图 5-1　肱二头肌

（二）肱三头肌（图 5-2）

1. **起点**　长头起自肩胛骨的盂下结节，外侧头起自桡神经沟的外上方，内侧头起自桡神经沟的内下方。

2.　**止点**　鹰嘴。

3.　**功能**　肱三头肌与肱二头肌相似，也是一个跨肩关节和肘关节的肌肉，并且参与这两个关节的运动。其功能主要为：协助肩关节及肘关节的伸展运动。

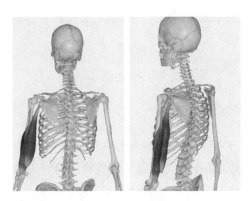

图 5-2　肱三头肌

（三）**肘肌**（图 5-3）

1.　**起点**　肱骨外上髁。

2.　**止点**　尺骨背面的上部。

3.　**功能**　协助肘关节的伸展运动。

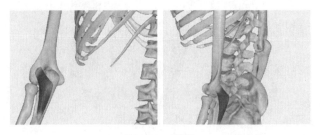

图 5-3　肘肌

（四）**喙肱肌**（图 5-4）

1.　**起点**　肩胛骨的喙突。

2. 止点 肱骨中部的内侧。

3. 功能 协助肩关节的屈曲与内收运动。

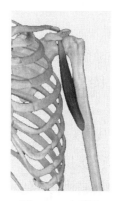

图5-4 喙肱肌

（五）肱肌（图5-5）

1. 起点 肱骨下半部的前面。

2. 止点 尺骨粗隆、尺骨冠突。

3. 功能 协助肘关节的屈曲运动。

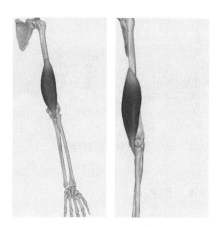

图5-5 肱肌

三、常见的锻炼方法

（一）俯卧撑（图5-6）

1. 步骤　锻炼者趴在瑜伽垫上或床上，双手臂伸直，以撑起整个身体，双足并拢，头部到足跟，保持在一条直线上；然后双手臂弯曲至胸部接近瑜伽垫，再伸直，将身体推回到起始位置。此为1次。

2. 频次　锻炼者可以从每天做1～2组（1组5～10次）开始，随着力量的增加，可以逐渐每天做3～5组（1组15～20次）。每次锻炼后至少休息一天，以确保肌肉的恢复。

3. 要领　锻炼者收紧腹部的核心肌肉，以维持身体在一条直线上；降低身体时吸气，推起时呼气；动作应平稳，避免快速或突然的动作，以减少受伤的风险。

4. 主要参与肌肉　胸大肌、三角肌、肱三头肌、腹直肌、腹外斜肌。

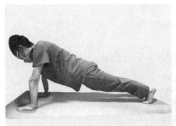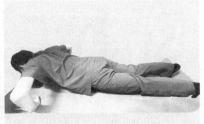

图 5-6　俯卧撑

（二）仰姿反屈伸（图5-7）

1. 步骤　锻炼者站在离凳子20～30厘米的正前方，背对着凳子，双手以手指朝向身体的方向支撑于凳子边缘，双肘关节伸直，双髋关节及膝关节均屈曲；然后双肘关节屈曲约90°，使身体往下降，保持数秒后伸直。此为1次。

2. 频次　每天3～4组，1组8～12次，组间休息30～60秒。

3. 要领　躯干始终保持挺直，避免含胸、耸肩等不良姿势；动作宜缓慢进行，不宜过快；身体避免过度下降，以保护肩关节囊。

4. 主要参与肌肉　肱三头肌、桡侧腕屈肌、尺侧腕屈肌、胸大肌、三角肌、前锯肌、菱形肌、斜方肌。

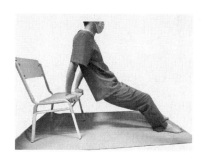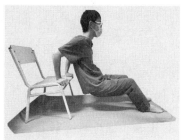

图5-7　仰姿反屈伸

（三）肱三头肌牵伸（图5-8）

1.步骤　锻炼者站立（也可取坐位），一手向上举，同侧掌心朝后，同侧肘关节屈曲至手指触碰背部的肩胛骨；然后另一手从头后抓住上举侧手的肘部，向同侧方向拉，保持15～30秒后松开，再双手交换动作。此为1次。

2.频次　每天2～3次。

3.要领　身体保持平衡，不要左右歪斜。

4.主要参与肌肉　肱三头肌、三角肌、小圆肌、大圆肌。

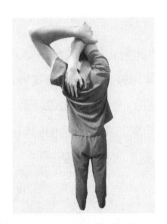

图 5-8 肱三头肌牵伸

（四）肘肌牵伸（图 5-9）

1. 步骤　锻炼者面对着桌子站立（也可取坐位），弯腰，将双前臂置于桌面上，双肘关节屈曲，双掌心朝上；然后躯干前倾，使胸部尽量向桌子方向移动，保持 15 ~ 30 秒后退回。此为 1 次

2. 频次　每天 2 ~ 3 次。

3. 要领　躯干前倾时，肘部固定不动。

4. 主要参与肌肉　肘肌、肱三头肌。

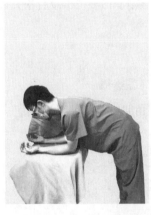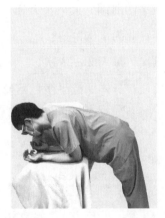

图 5-9　肘肌牵伸

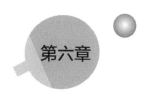

第六章

前臂部肌肉

一、概述

前臂有两根长骨，分别为尺骨和桡骨。手臂下垂，掌心向前，靠近拇指的一侧为桡骨，靠近小指的一侧为尺骨，简单概括为"内尺外桡"。尺骨分为两端一体，尺骨体呈三棱柱形；其上端有半月形凹陷，为滑车切迹，与肱骨滑车相关节，而上端外侧有桡切迹，与桡骨头相关节；其下端有半环形关节面，与桡骨的尺切迹相关节。桡骨也分为两端一体，桡骨体呈三棱柱形；其上端顶部有桡骨关节凹，与肱骨小头相关节，其环状关节面与尺骨的桡切迹相关节；其下端内侧有尺切迹，与尺骨头相关节；下端底部称腕关节面，与腕骨相关节。尺骨和桡骨之间的活动关系主要是旋转关系，其中尺骨主要起保持稳定的作用，而桡骨在整个旋转过程中围绕着尺骨做旋转活动（包括旋前和旋后），具有扩大手部活动范围的作用。前臂部的肌群位于桡骨与尺骨的周围，多为具有长腱的长肌，分为前后两群，每群又分深浅两层。前臂部的肌肉主要是以位置和功能命名的，主要有肱桡肌、旋前圆肌、桡侧腕屈肌、掌长肌、尺侧腕屈肌、指浅屈肌、拇长屈肌、指深屈肌等。

二、主要肌肉的解剖及功能

（一）肱桡肌（图6-1）

1. **起点** 肱骨外上髁上方。

2. 止点　桡骨茎突。

3. 功能　协助肘关节的屈曲运动、前臂的旋前与旋后运动。

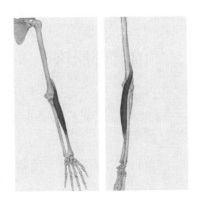

图6-1　肱桡肌

（二）旋前圆肌（图6-2）

1. 起点　肱骨内上髁、尺骨冠突内侧缘、前臂的深筋膜。

2. 止点　桡骨外侧面的中部。

3. 功能　协助肘关节的屈曲运动及前臂的旋前运动。

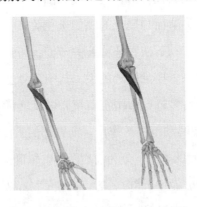

图6-2　旋前圆肌

（三）桡侧腕屈肌（图6-3）

1. 起点　肱骨内上髁、前臂的深筋膜。

2. 止点　第2掌骨底。

3.　功能　协助肘关节的屈曲运动、腕关节的屈曲及桡偏运动。

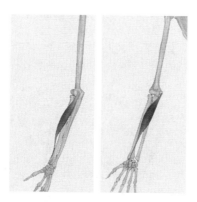

图6-3　桡侧腕屈肌

（四）掌长肌（图6-4）

1.　起点　肱骨内上髁、前臂的深筋膜。

2.　止点　向下连于手掌皮下的掌腱膜。

3.　功能　协助腕关节的掌屈运动，并拉紧掌腱膜，防止手较长时间抓握器械时手掌侧的血管和神经受到压迫。

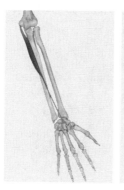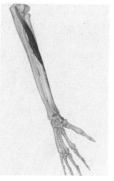

图6-4　掌长肌

（五）尺侧腕屈肌（图6-5）

1.　起点　肱骨内上髁、前臂的深筋膜。

2. 止点　豌豆骨。

3. 功能　协助腕关节的屈曲及尺偏运动。

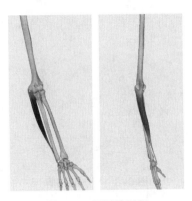

图 6-5　尺侧腕屈肌

（六）指浅屈肌（图 6-6）

1. 起点　肱骨内上髁、尺骨上部前面、桡骨上部前面。

2. 止点　肌腹向下移形成 4 条肌腱，分别置于第 2 ～ 5 指中节指骨底两侧。

3. 功能　协助肘关节及腕关节的屈曲运动，参与第 2 ～ 5 指掌指关节及近端指间关节的屈曲运动。

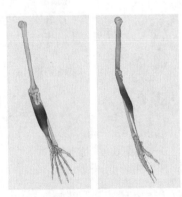

图 6-6　指浅屈肌

（七）拇长屈肌（图6-7）

1. 起点　桡骨前面、前臂的骨间膜。

2. 止点　拇指远节指骨底。

3. 功能　协助拇指掌指关节和指间关节的屈曲运动。

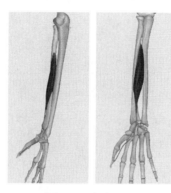

图6-7　拇长屈肌

（八）指深屈肌（图6-8）

1. 起点　尺骨前面、前臂的骨间膜。

2. 止点　第2～5指远节指骨底。

3. 功能　协助腕关节的屈曲运动，参与第2～5指近端及远端指间关节和掌指关节的屈曲运动。

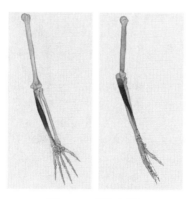

图6-8　指深屈肌

（九）旋前方肌（图6-9）

1. 起点 尺骨下端 1/4 处的前面。

2. 止点 桡骨下端 1/4 处的前面。

3. 功能 协助前臂的旋前运动。

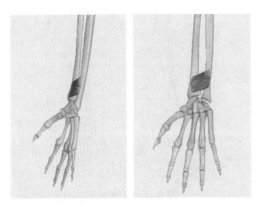

图6-9 旋前方肌

（十）桡侧腕长伸肌（图6-10）

1. 起点 肱骨外上髁。

2. 止点 第 2 掌骨底的背面。

3. 功能 协助腕关节的背伸、桡偏运动。

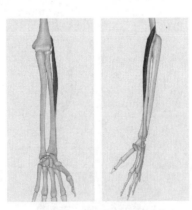

图6-10 桡侧腕长伸肌

（十一）桡侧腕短伸肌（图6-11）

1. 起点　肱骨外上髁以及邻近的深筋膜。

2. 止点　第3掌骨底背面。

3. 功能　协助腕关节的背伸、桡偏运动。

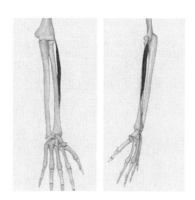

图6-11　桡侧腕短伸肌

（十二）指伸肌（图6-12）

1. 起点　肱骨外上髁。

2. 止点　肌腹向下移行成4条肌腱，分别止于第2～5指中节指骨底和远节指骨底。

3. 功能　协助手指的伸展运动、腕关节的背伸运动。

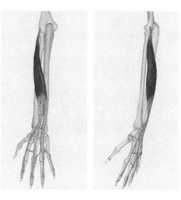

图6-12　指伸肌

(十三)小指伸肌（图6-13）

1. 起点　指伸肌内侧。

2. 止点　小指中节和远节指骨底背面。

3. 功能　协助小指的伸展运动。

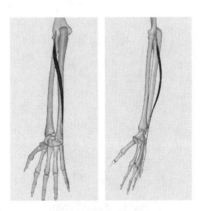

图6-13　小指伸肌

(十四)尺侧腕伸肌（图6-14）

1. 起点　肱骨外上髁、前臂的筋膜、尺骨背侧的上端。

2. 止点　第5掌骨底。

3. 功能　协助腕关节的背伸、尺偏运动。

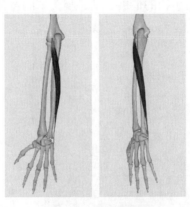

图6-14　尺侧腕伸肌

（十五）旋后肌（图6-15）

1. 起点　肱骨外上髁、尺骨背侧的上端。

2. 止点　桡骨上 1/3 的前面。

3. 功能　协助前臂的旋后运动。

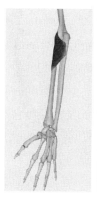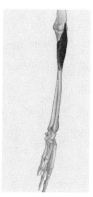

图 6-15　旋后肌

（十六）拇长展肌（图6-16）

1. 起点　尺骨、桡骨的背侧以及邻近的骨间膜。

2. 止点　第 1 掌骨底。

3. 功能　协助拇指的外展运动。

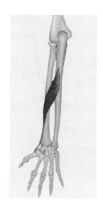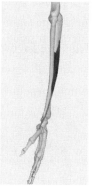

图 6-16　拇长展肌

（十七）拇短伸肌（图6-17）

1. 起点　尺骨、桡骨的背侧以及邻近的骨间膜。

2. 止点　拇指近节指骨底。

3. 功能　协助拇指的伸展运动。

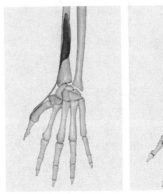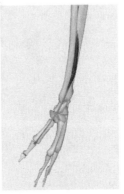

图6-17　拇短伸肌

（十八）拇长伸肌（图6-18）

1. 起点　尺骨、桡骨的背侧以及邻近的骨间膜。

2. 止点　拇指远节指骨底。

3. 功能　协助拇指的伸展运动。

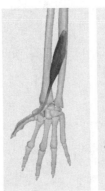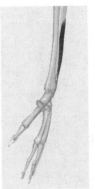

图6-18　拇长伸肌

（十九）示指伸肌（图6-19）

1. 起点　尺骨、桡骨的背侧以及邻近的骨间膜。

2. 止点　示指（第2指）的指背腱膜。

3. 功能　协助示指的伸展运动。

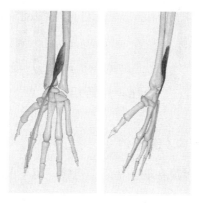

图6-19　示指伸肌

三、常用的锻炼方法

（一）仙人摇扇（图6-20）

1. 步骤　锻炼者站立，双足分开且与肩同宽，双手握拳，屈肘约90°，双前臂保持中立位，双上臂紧贴胸侧壁；然后双前臂做旋前运动，旋至最大限度，保持3～5秒后恢复中立位；再做旋后运动，旋至最大限度，保持3～5秒后恢复中立位，整个动作如同摇扇。此为1次。

2. 频次　每天2组，1组10次。

3. 要领　初练时肘部可能会出现不适，患者应持之以恒，循序渐进，注意运动强度。

4. 主要参与肌肉　肱桡肌、旋前圆肌、旋前方肌、旋后肌、肱二头肌。

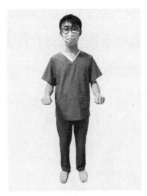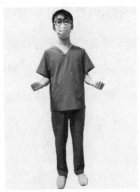

图 6-20　仙人摇扇

（二）腕屈肌牵伸（图 6-21）

1. 步骤　锻炼者跪在瑜伽垫上，弯腰，躯干前倾，双手掌以手指指向膝盖的方式着地，且与肩同宽，双手臂伸直；然后整个身体向后移动，使臀部尽量靠近足跟处，保持数秒后恢复原位。此为 1 次。

2. 频次　每天 2 ~ 3 组，1 组 10 次。

3. 要领　手掌需要完全贴在瑜伽垫上，这样可以加强牵伸感。

4. 主要参与肌肉　肱桡肌、桡侧腕屈肌、尺侧腕屈肌、指深屈肌、指浅屈肌。

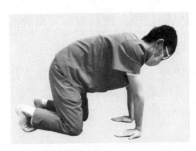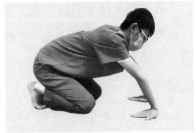

图 6-21　腕屈肌牵伸

（三）抓空增力（图6-22）

1.步骤　锻炼者站立（也可取坐位），双手臂向前平举；然后全部手指尽量伸展张开，再用力握拳。此为1次。

2.频次　每天2组，1组30次。

3.要领　手指尽量伸展张开，动作应缓慢进行，不宜过快，伸展张开及握拳动作可停顿数秒。

4.主要参与肌肉　指浅屈肌、指深屈肌、拇长屈肌、拇长展肌、拇长伸肌、指伸肌、拇短伸肌。

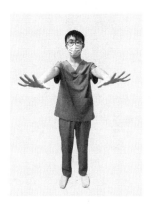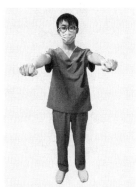

图6-22　抓空增力

（四）腕背伸掌屈法（图6-23）

1.步骤　锻炼者站立，双手臂向前平举，双手掌用力握拳；然后腕关节交替做背伸、掌屈运动。此为1次。

2.频次　每天3组，1组10次。

3.要领　动作应缓慢进行，不宜过快。

4.主要参与肌肉　桡侧腕屈肌、尺侧腕屈肌、掌长肌、桡侧腕长伸肌、桡侧腕短伸肌、尺侧腕伸肌。

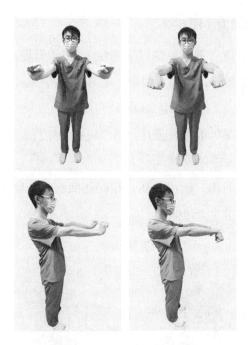

图6-23　腕背伸掌屈法

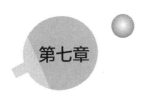

第七章

腹部肌肉

一、概述

腹部肌肉是人体肌肉组织组成中的重要部分，包括腹直肌、腹外斜肌、腹内斜肌和腹横肌等。大多数爱好体育活动的人认为，具有坚实、饱满的腹部肌肉是健美的象征。腹部肌肉收缩时，可以使躯干弯曲及旋转，并可以防止骨盆前倾，对于腰椎的活动和稳定性也有相当重要的作用。软弱无力的腹部肌肉可能导致骨盆前倾和腰椎病变，增加腰背痛的概率。同时腹部肌肉有助于维持呼吸及消化系统组织的正常位置和结构的完整性，若腹部肌肉松弛，可以加剧便秘和导致呼吸浅等不良后果。

腹部肌肉位于胸廓与骨盆之间，参与腹壁的组成，可分为前外侧群和后群两部分。前外侧群（腹肌）构成腹腔的前外侧壁，包括腹外斜肌、腹内斜肌、腹横肌和腹直肌；后群有腰大肌和腰方肌等，腰大肌将在下一章"双髋部肌肉"中叙述。

二、主要肌肉的解剖及功能

（一）腹外斜肌（图7-1）

1. 起点　第5～12肋骨外面。
2. 止点　髂嵴前部、腹股沟韧带、白线。

3. 功能　保护腹腔内的器官，维持腹压；收缩时，增加腹压，降肋助呼气；使脊柱前屈、侧屈及旋转。

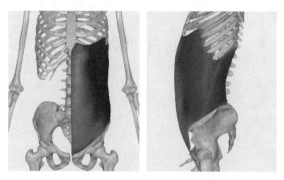

图 7–1　腹外斜肌

（二）腹内斜肌（图 7–2）

1. 起点　胸腰筋膜、髂嵴、腹股沟韧带外侧 1/2。

2. 止点　第 10 ～ 12 肋软骨和肋骨下缘、白线。

3. 功能　保护腹腔内的器官，维持腹压；收缩时，增加腹压，降肋助呼气；使脊柱前屈、侧屈及旋转。

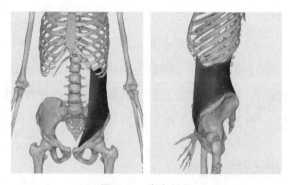

图 7–2　腹内斜肌

（三）腹横肌（图 7–3）

1. 起点　第 7 ～ 12 肋软骨内面、胸腰筋膜、髂嵴及腹股沟韧带外侧 1/3。

2. 止点　白线。

3. 功能　保护腹腔内的器官，维持腹压；收缩时，增加腹压，降肋助呼气；使脊柱前屈、侧屈及旋转。

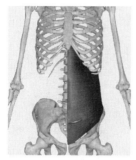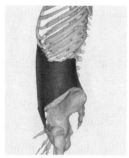

图 7-3　腹横肌

（四）腹直肌（图 7-4）

1. 起点　耻骨联合、耻骨嵴。

2. 止点　胸骨剑突、第 5 ~ 7 肋软骨前面。

3. 功能　保护腹腔内的器官，维持腹压；收缩时，增加腹压，降肋助呼气；使脊柱前屈、侧屈及旋转。

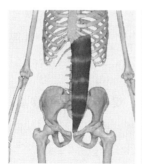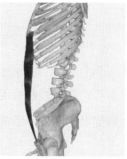

图 7-4　腹直肌

（五）腰方肌（图7-5）

1. 起点 髂嵴后部、第2～5腰椎的横突。

2. 止点 第12肋骨下缘、第12胸椎、第1～4腰椎的横突。

3. 功能 协助第12肋骨下降及呼气；使脊柱侧屈。

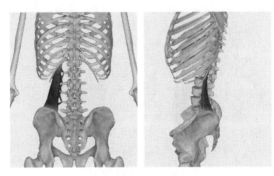

图7-5 腰方肌

三、常用的锻炼方法

（一）足固定下斜仰卧起坐（图7-6）

1. 步骤 锻炼者坐在椅子上，双足勾住辅助垫，躯干挺直；然后躯干向后仰，直至几乎与地面平行，再弯腰，恢复成挺直姿势。此为1次。

2. 频次 每天2～3组，1组10～20次。

3. 要领

（1）手的姿势：在弯腰起身时，双手可以放在腰后部，或在胸前交叉，或在头后交叉。随着手沿着腰－胸－头位置的不同，阻力不断增加。

（2）足的姿势：足一定要放在辅助垫的下面或有一个类似的支撑。

（3）身体姿势：双膝关节屈曲，以减小腰部的压力。

（4）动作范围：采用坐姿时，躯干应该挺直，腹部几乎接触大腿。躯干向后仰，直到几乎与地面平行，即下斜 3/4 左右。躯干不要向后倾斜得过多，因为当腹部的紧张减轻时，便会对腰部产生压力。

4. 主要参与肌肉　腹直肌、股直肌、股四头肌、屈髋肌。

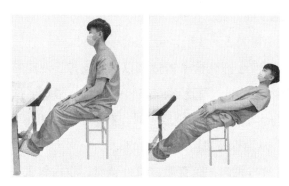

图 7-6　足固定下斜仰卧起坐

（二）屈膝上举仰卧起坐（图 7-7）

1. 步骤　锻炼者仰卧，双髋关节及膝关节均屈曲，双手十指交叉置于头后；然后肩部抬离地面，胸部向前上方挺，使其离开地面，腰部保持与地面接触，保持数秒后恢复仰卧位。此为 1 次。

2. 频次　每天 2 ~ 3 组，1 组 10 ~ 20 次。

3. 要领　双手可以放于身体两侧，或在胸前交叉，或在头后交叉；随着手沿着身体两侧 - 胸 - 头的位置不同，完成动作的阻力也不断增加。肩部及胸部稍稍抬离地面一点，腰部始终接触地面，臀部保持不动。

4. 主要参与肌肉　腹直肌、腹外斜肌、腹内斜肌。

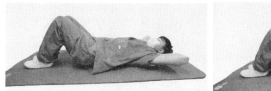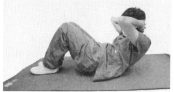

图 7-7　屈膝上举仰卧起坐

（三）屈膝收腹（图7-8）

1. 步骤　锻炼者坐在椅子的边缘，双腿悬垂，双膝微屈曲，双手抓住椅子的边缘；然后双腿并拢，朝胸部方向屈膝，再放下，直至足跟几乎接触地面。此为1次。

2. 频次　每天2～3组，1组10～20次。

3. 要领　双手抓住椅子的边缘以获得支撑；双腿并拢，双膝微屈曲；躯干微微后仰，与地面成45°～60°；锻炼者向上屈膝，直至大腿几乎与腹部接触；双腿放下时，锻炼者在足跟将要接触地面之前停止动作，从而保持肌肉的紧张状态。

4. 主要参与肌肉　腹直肌、腹外斜肌、腹内斜肌、屈髋肌（髂腰肌、股直肌）。

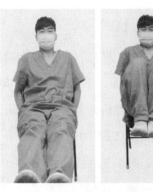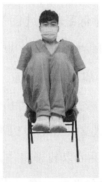

图7-8　屈膝收腹

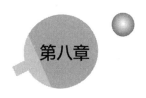

第八章

髋部肌肉

一、概述

髋是身体作为一个整体来执行常见运动的中枢，尤其是涉及到屈曲和伸展的运动，比如：抬腿爬楼、弯腰从地面上捡起东西等，完成这两个简单的动作需要巨大的运动幅度以及需要在股骨近端和骨盆之间产生肌肉力。因此，髋部肌肉无力、髋关节不稳定及疼痛通常都会导致其难以完成各种活动。

运动髋关节的肌肉主要包括屈曲髋关节的肌肉，如阔筋膜张肌；伸展髋关节的肌肉，如臀大肌；外展髋关节的肌肉，如臀中肌、臀小肌等。由于髋关节主要位于大腿根与腹部的交界处，所以参与髋关节运动的肌肉较多，主要有髂腰肌、梨状肌、缝匠肌、臀大肌、臀中肌、臀小肌、股二头肌、股四头肌。如果上述肌肉受到损伤，则可能会引起髋部疼痛以及在运动过程中也会造成骨盆平衡失调的情况。

二、主要肌肉的解剖及功能

（一）髂腰肌（图8-1）

1. 起点　髂腰肌由腰大肌和髂肌构成。腰大肌起自第12胸椎体、第1～5腰椎体，以及全部腰椎的横突；髂肌起自髂窝。

2. 止点　股骨小转子。

3. 功能　协助髋关节的屈曲、外旋运动。

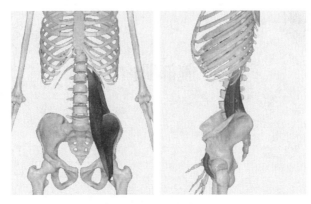

图 8-1　髂腰肌

（二）梨状肌（图8-2）

1. 起点　第 2 ～ 5 骶椎前侧面。

2. 止点　股骨大转子尖端。

3. 功能　协助髋关节的外展、外旋运动。

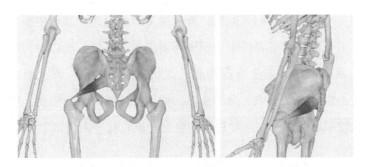

图 8-2　梨状肌

（三）缝匠肌（图8-3）

1. 起点　髂前上棘。

2. 止点　胫骨上端的内侧面。

3. 功能　近固定时，使髋关节屈曲和外旋，并使膝关节屈曲和内旋；远固定时，使骨盆前倾。

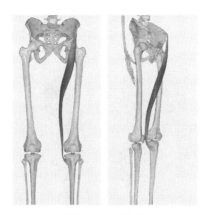

图8-3 缝匠肌

（四）臀大肌（图8-4）

1. 起点 髂骨翼外面、骶骨后面。

2. 止点 臀肌粗隆、髂胫束。

3. 功能 协助髋关节的伸展、外旋运动。

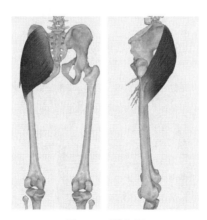

图8-4 臀大肌

（五）臀中肌和臀小肌（图8-5）

1. 起点 髂骨翼外面。

2. 止点　股骨大转子。

3. 功能　协助髋关节的外展、外旋（臀中肌）、内旋（臀中肌、臀小肌）运动。

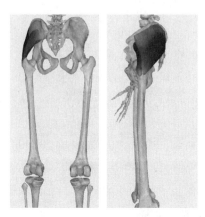

图8-5　臀中肌和臀小肌

（六）股二头肌（图8-6）

1. 起点　长头起于坐骨结节，短头起于股骨粗线。

2. 止点　腓骨头。

3. 功能　协助髋关节的伸展运动、膝关节的屈曲运动。

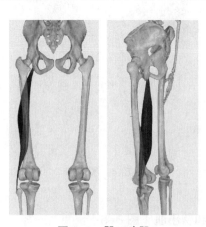

图8-6　股二头肌

（七）股四头肌（图8-7）

1. 起点　髂前下棘，股骨粗线的内、外侧唇，股骨体前面。

2. 止点　胫骨粗隆。

3. 功能　协助髋关节的屈曲运动、膝关节的伸展运动。

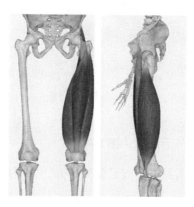

图8-7　股四头肌

三、常用的锻炼方法

（一）髋关节环绕（图8-8）

1. 步骤　锻炼者站立，双足微微分开，一腿外展，稍停顿后恢复立位，另一腿重复该动作；然后一腿在保持外展状态下抬起、内收，稍作停顿后恢复立位，另一腿重复该动作。此为1次。

2. 频次　每天2组，1组10次。

3. 要领　锻炼者注意呼吸节律，抬腿时呼气，落腿时吸气。髋部有一定的舒展感，上身不要随着腿部运动而晃动，尽量保持稳定，双手可以扶着身边的桌椅或者墙壁来保持稳定。

4. 主要参与肌肉　臀中肌、臀小肌、髂腰肌。

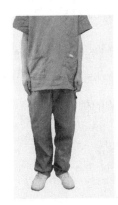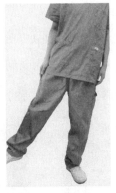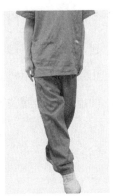

图 8-8　髋关节环绕

（二）提升髋关节活动度（图 8-9）

1. 步骤　锻炼者站立，双足微微分开，一腿向前跨步，同时重心前移，同侧膝关节屈曲至呈弓步支撑姿势，稍停顿后恢复立位，再换另一腿重复上述动作。此为 1 次。

2. 频次　每天 2 组，1 组 10 次。

3. 要领　重心前移时，身体保持协调，跨步幅度不要太大；屈曲时，膝盖不要超过足尖。老年人谨慎做该动作。

4. 主要参与肌肉　臀大肌、股回头肌、梨状肌。

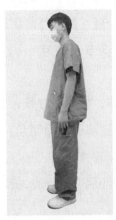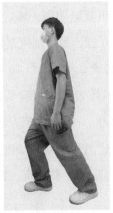

图 8-9　提升髋关节活动度

（三）髋部左转圈（图8-10）

1. 步骤　锻炼者站立，双足微微分开至与髋同宽，髋部逆时针转动，腰椎自然放松。此为1次。

2. 频次　每天2组，1组10次。

3. 要领　锻炼者注意呼吸均匀，同时体会腰部、髋部有放松的感觉，不要弯腰弓背，转动髋部即可。不建议腰椎间盘突出症患者做此动作。

4. 主要参与肌肉　髂腰肌、臀大肌、臀中肌、梨状肌、缝匠肌。

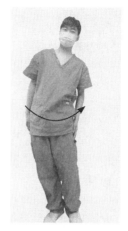

图8-10　髋部左转圈

（四）髋部右转圈（图8-11）

1. 步骤　锻炼者站立，双足微微分开至与髋同宽，髋部顺时针转动，腰椎自然放松。此为1次。

2. 频次　每天2组，1组10次。

3. 注意事项　锻炼者注意呼吸均匀，同时体会腰部、髋部有放松的感觉，不要弯腰弓背，转动髋部即可。不建议腰椎间盘突出症患者做此动作。

4. 主要参与肌肉　髂腰肌、臀大肌、臀中肌、梨状肌、缝匠肌。

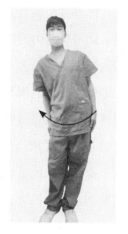

图8-11　髋部右转圈

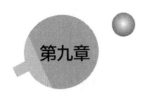

第九章

大腿部肌肉

一、概述

大腿部肌肉是支持下肢运动的重要肌群。增加大腿部肌肉的锻炼不仅能够增强其肌力，还可以增强其运动能力以及耐疲劳能力，同时也能够增强髌股关节的力量及改善髌骨的运动轨迹，以减少髌骨软骨的磨损，从而预防髌股关节炎。髌骨的运动轨迹是 S 形，发达的大腿部肌肉能够规范髌骨的运动轨迹，从而减少髌骨与股骨髁间的撞击和摩擦；同时强有力的肌腱能够提拉髌骨的角度，从而减少其与股骨干远端关节面的磨损。

锻炼大腿部肌肉有很多好处，比如有效地减少脂肪堆积，维持健康形体。通过锻炼大腿，能有效地刺激经络，从而改善经络的功能和脾胃的功能，还能增强肾功能及调节肝功能，肝的疏泄功能正常了，心情便舒畅了。但是锻炼者应注意不要过于剧烈地运动，否则会导致肌肉酸痛，甚至拉伤；运动完之后，一定要注意放松肌肉。

人们经常会长时间地保持某一种姿势（如驾车、伏案工作或乘坐飞机），在几个小时后才会想起来，活动一下筋骨，这种现象不足为奇。人们坐了几个小时后再站起来，通常会感觉关节和肌肉顿时僵硬，而牵伸这些肌肉可以缓解其不适感。日常坚持做牵伸训练十分重要，既可临时缓解不适，还可长期预防大腿部的常见疾病。大腿部的肌肉主要包括：缝匠肌、股四头肌、耻骨肌、股二头肌、半腱肌、半膜肌等。

二、主要肌肉的解剖及功能

（一）缝匠肌（同图8-3）

1. 起点　髂前上棘。

2. 止点　胫骨上端的内侧面。

3. 功能　近固定时，使髋关节屈曲和外旋，并使膝关节屈曲和内旋；远固定时，使骨盆前倾。

（二）股四头肌（同图8-7）

1. 起点　髂前下嵴，股骨粗线的内、外侧唇，股骨体前面。

2. 止点　胫骨粗隆。

3. 功能　协助髋关节的屈曲运动、膝关节的伸展运动。

（三）耻骨肌（图9-1）

1. 起点　耻骨上支及耻骨梳附近。

2. 止点　股骨粗线的内侧唇。

3. 功能　协助髋关节的内收、外旋运动。

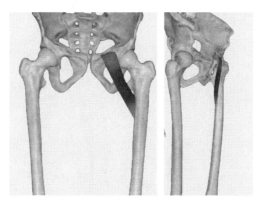

图9-1　耻骨肌

（四）长收肌（图9-2）

1. 起点　耻骨支、坐骨支前面。

2. 止点　股骨粗线。

3. 功能　协助髋关节的内收、外旋运动。

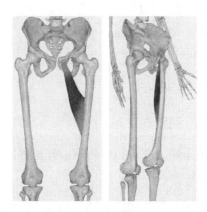

图9-2　长收肌

（五）股薄肌（图9-3）

1. 起点　耻骨支、坐骨支前面。

2. 止点　胫骨上端的内侧面。

3. 功能　协助髋关节的内收、外旋运动。

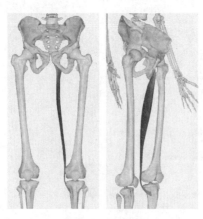

图9-3　股薄肌

（六）短收肌（图9-4）

1. 起点　耻骨支、坐骨支前面。

2. 止点　股骨粗线。

3. 功能　协助髋关节的内收、外旋运动。

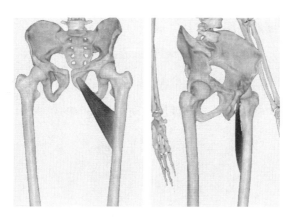

图9-4　短收肌

（七）大收肌（图9-5）

1. 起点　耻骨支、坐骨支、坐骨结节。

2. 止点　股骨粗线、内上髁。

3. 功能　协助髋关节的内收、外旋运动。

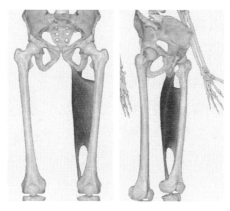

图9-5　大收肌

（八）股二头肌（同图8-6）

1. 起点　长头起于坐骨结节，短头起于股骨粗线。

2. 止点　两者均止于腓骨头。

3. 功能　协助髋关节的伸展运动、膝关节的屈曲运动。

（九）半腱肌（图9-6）

1. 起点　坐骨结节。

2. 止点　胫骨上端的内侧面。

3. 功能　协助髋关节的伸展运动，膝关节的屈曲、内旋运动。

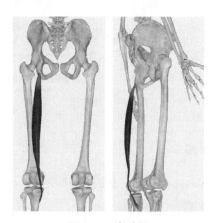

图9-6　半腱肌

（十）半膜肌（图9-7）

1. 起点　坐骨结节。

2. 止点　胫骨内侧髁的后面。

3. 功能　协助髋关节的伸展运动，膝关节的屈曲、内旋运动。

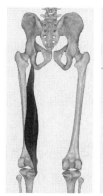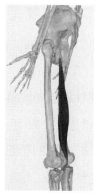

图 9-7　半膜肌

三、常用的锻炼方法

（一）站姿膝屈肌牵伸（图9-8）

1. 步骤　锻炼者站立，一足向前迈半步，足跟落在另一足的足趾前方 30 ～ 60 厘米处，身体重心在另一侧；然后同侧膝关节保持伸直，另一侧膝关节微屈曲，躯干向伸直侧的腿弯曲，双手合十并伸直，保持约 5 秒后恢复站立姿势，再双腿交换动作。此为 1 次。

2. 频次　每天 2 组，1 组 10 次。

3. 要领　伸直侧的腿一定不要弯曲。

4. 主要参与肌肉　股四头肌、股薄肌、大收肌、股二头肌。

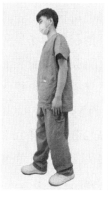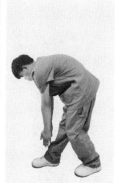

图 9-8　站姿膝屈肌牵伸

(二)坐姿膝屈肌牵伸(图9-9)

1. 步骤　锻炼者取长坐位,双腿伸直,双膝关节尽量并拢,双足呈自然放松的姿势,双手放在大腿两侧,腰部弯曲,头部往大腿的方向向下低,保持约5秒后恢复长坐位。此为1次。

2. 频次　每天2组,1组10次。

3. 要领　双膝关节尽量伸直,动作配合呼吸。

4. 主要参与肌肉　股四头肌、腹部肌肉。

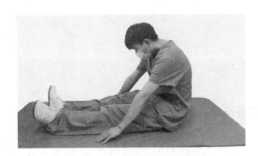

图9-9　坐姿膝屈肌牵伸

(三)抬腿膝屈肌牵伸(图9-10)

1. 步骤　锻炼者站立,一腿抬起(膝关节伸直),放在桌子上或其他约与髋等高的固定物体上;然后腰部弯曲,手臂伸至抬起侧的小腿处,同时头部向下低,双膝关节尽量伸直,保持约5秒后恢复站立姿势,再换另一腿重复上述动作。此为1次。

2. 频次　每天2组,1组10次。

3. 要领　躯干尽量作为一个整体向前屈,重心在抬起的那条腿上。

4. 主要参与肌肉　股四头肌、股薄肌、大收肌、股二头肌、长收股、腰部肌肉。

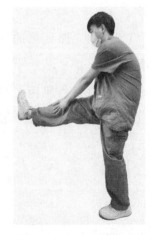

图9-10　抬腿膝屈肌牵伸

（四）单腿站姿髋屈肌和膝伸肌牵伸（图9-11）

1. 步骤　锻炼者站立，一膝关节屈曲，同侧手从背后紧紧抓住该侧足踝，使这一侧的足跟与臀部的距离为10～15厘米，保持约5秒后恢复站立姿势，再换另一腿重复上述动作。此为1次。

2. 频次　每天2组，1组10次。

3. 要领　站立侧的膝关节保持伸直。

4. 主要参与肌肉　股直肌、股四头肌、耻骨肌、长收肌、短收肌。

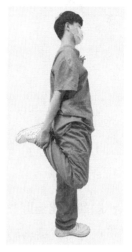

图9-11　单腿站姿髋屈肌和膝伸肌牵伸

（五）直腿提踵（图9-12）

1. 步骤　锻炼者站立，一足跟抬至最高处，停留约5秒后落下，再换另一足跟重复上述动作。此为1次。

2. 频次　每天2组，1组10次。

3. 要领　双膝关节均保持伸直。

4. 主要参与肌肉　腓肠肌、比目鱼肌、股四头肌。

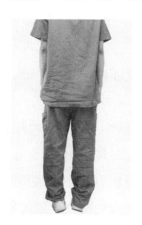

图9-12　直腿提踵

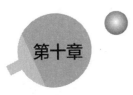

第十章

小腿部及足踝部肌肉

一、概述

　　小腿的骨骼由胫骨、腓骨组成。胫骨中上段的横截面呈三角形，由前、内、外三嵴将胫骨干分成内、外、后三面。胫骨前嵴呈前突状并向外弯曲，形成胫骨的生理弧度，其上端为胫骨粗隆；胫骨前嵴下行至胫骨干下 1/3 处逐渐失去其前突的外形，与胫骨干混合，故胫骨干下 1/3 略呈四方形；三角形与四方形的移行处（胫骨干中 1/3 处），比较细弱，是骨折的好发部位。正常人的踝关节与膝关节是在同一平行轴上活动，故在治疗胫骨与腓骨的骨折时，临床医生必须防止成角畸形和旋转移位，保持膝、踝关节轴的平行一致，以免日后发生创伤性关节炎。胫骨干中段及下段骨折时，营养血管易受伤，从而导致下骨折段的供血不足，同时胫骨下段缺乏肌肉附着，往往易发生延迟愈合或不愈合。

　　踝关节由胫骨与腓骨的下端和距骨组成。胫骨下端内侧向下的骨突为内踝，胫骨下端后缘稍向下的骨突为后踝；腓骨下端的骨突为外踝；外踝比内踝窄，但较长，其尖端在内踝尖端下约 0.5 厘米处。内踝、外踝、后踝共同构成踝穴，踝穴内含有距骨。距骨体前宽后窄，其上面的鞍状关节面与胫骨下端的凹状关节面相接，其两侧面与内踝、外踝的关节面正好嵌合成屈戌关节，故当踝关节背屈时距骨体的宽部进入踝穴，外踝稍向后外侧移动，而踝穴较踝关节跖屈时能增宽 1.5～2 厘米，以容纳距骨体。胫骨及腓骨的下端被坚固而有弹性的下胫腓韧带连接在一起。当下胫腓韧带紧张时，关节面之间紧贴，踝关节稳定，不容易扭伤，但暴力可能造成其骨折；当下胫腓韧带松弛时，踝关节不稳定，容易发生扭伤。踝关节的关节面前后松弛，两侧较紧；前后的韧带也菲薄软弱，以利踝关节的背屈、跖屈运动，但内外两侧的韧带比较坚固。内侧为三角韧带，分浅深两层；外侧为跟腓前、后韧带及距腓前、后韧带；内侧较外侧更为坚固，故阻止踝关节外翻的力量也更强。小腿及足踝共同协助大腿来维持身体姿势，通过屈肌、伸肌的配合完成站立、行走、跑、跳等动作。小腿部及足踝部的肌肉主要包含：胫骨前肌、趾长伸肌、踇长伸肌、腓骨长肌、腓骨短肌、腓肠肌、比目鱼肌、腘肌、趾长屈肌、踇长屈肌、胫骨后肌等。

二、主要肌肉的解剖及功能

（一）胫骨前肌（图10-1）

1. 起点　胫骨外侧面上 2/3 及邻近的小腿骨间膜。
2. 止点　内侧楔骨的内侧面、第 1 跖骨底。
3. 功能　协助踝关节的背屈、内翻运动。

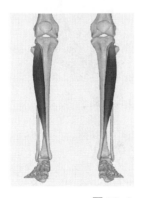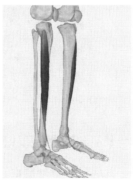

图10-1　胫骨前肌

（二）趾长伸肌（图10-2）

1. 起点　腓骨前面、胫骨上端和小腿的骨间膜。

2. 止点　向下经伸肌上、下支持带深面至足背，分为4条肌腱到第2～5趾的背面，形成趾背腱膜，止于第2～5趾的中节、远节趾骨底。

3. 功能　协助踝关节的背屈运动、第2～5趾的伸展运动。

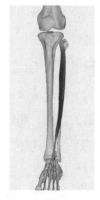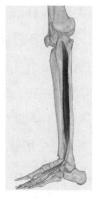

图10-2　趾长伸肌

（三）踇长伸肌（图10-3）

1. 起点　腓骨前面下2/3及邻近的骨间膜。

2. 止点　拇趾远节趾骨底的背面。

3. 功能　协助踝关节的背屈运动、拇趾的伸展运动。

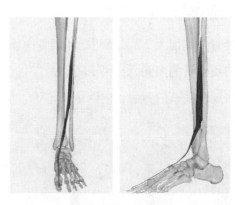

图10-3　踇长伸肌

（四）腓骨长肌和腓骨短肌（图10-4）

1. 起点　皆起自腓骨外侧面。腓骨长肌的起点较高，腓骨短肌被腓骨长肌掩盖，两肌的肌腱经外踝后方转向前方，在跟骨外侧面分开。

2. 止点 腓骨短肌的肌腱向前止于第 5 跖骨粗隆；腓骨长肌的肌腱绕至足底，向足内侧斜行，止于内侧楔骨和第 1 跖骨底。

3. 功能 协助踝关节的跖屈、外翻运动。

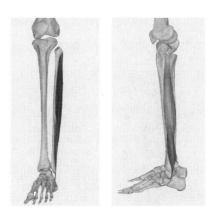

图 10-4 腓骨长肌和腓骨短肌

（五）腓肠肌（图 10-5）

1. 起点 内侧头起自股骨内上髁后面，外侧头起自股骨外上髁后面，两头约在小腿中点处会合，移行为腱性结构。

2. 止点 跟骨结节。

3. 功能 协助膝关节的屈曲运动、踝关节的跖屈运动。

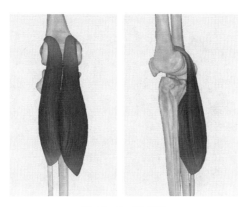

图 10-5 腓肠肌

（六）比目鱼肌（图10-6）

1. 起点　腓骨上端后面和比目鱼肌线。肌束向下移行为肌腱。

2. 止点　跟骨结节。

3. 功能　收缩时，协助踝关节的跖屈运动和膝关节的屈曲运动；站立时，可固定踝关节和膝关节，防止身体前倾。

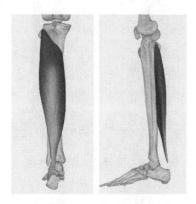

图10-6　比目鱼肌

（七）腘肌（图10-7）

1. 起点　股骨外侧髁的外侧面上缘。

2. 止点　比目鱼肌线以上的骨面。

3. 功能　协助膝关节的屈曲运动。

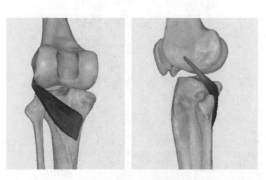

图10-7　腘肌

（八）趾长屈肌（图10-8）

1. 起点　胫骨后面中 1/3。肌束向下移行为长腱，经内踝后面、屈肌支持带深面至足底，然后分为 4 条肌腱。

2. 止点　第 2 ～ 5 趾的远节趾骨底。

3. 功能　协助踝关节的跖屈运动、第 2 ～ 5 趾的屈曲运动。

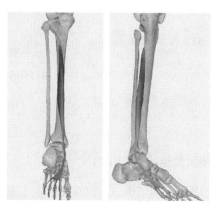

图10-8　趾长屈肌

（九）姆长屈肌（图10-9）

1. 起点　腓骨后面下 2/3。肌腱经内踝后面至足底。

2. 止点　拇趾的远节趾骨底。

3. 功能　协助踝关节的跖屈运动、拇趾的屈曲运动。

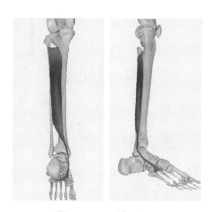

图10-9　姆长屈肌

（十）胫骨后肌（图10-10）

1. 起点　小腿骨间膜后面上2/3及邻近的胫骨与腓骨。肌腱经内踝后面至足底内侧。

2. 止点　舟骨粗隆，内侧、中间、外侧楔骨。

3. 功能　协助踝关节的跖屈、内翻运动。

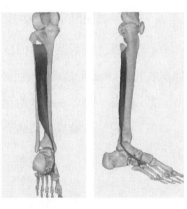

图10-10　胫骨后肌

三、常用的锻炼方法

（一）坐姿趾伸肌牵伸（图10-11）

1. 步骤　锻炼者坐在椅子上，一踝关节抬起并放在另一膝关节上；然后同侧手抓住抬起侧的踝关节，另一手向同侧方向拉抬起侧的足尖，保持3～5秒后放开足尖，又继续拉足尖，如此反复10～20遍，再换另一侧重复上述动作。此为1次。

2. 频次　每天2～3次。

3. 要领　锻炼者牢牢抓住踝关节，从而稳住足部，力度以足背有牵伸感为宜。

4. 主要参与肌肉　趾长伸肌、趾短伸肌、踇长伸肌、踇短伸肌、胫骨前肌。

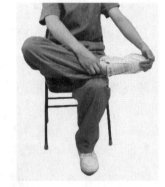

图10-11　坐姿趾伸肌牵伸

（二）站姿趾伸肌牵伸（图10-12）

1. 步骤　锻炼者站立，可靠墙或其他物体以保持平衡；然后一足向身后伸，使同侧踝关节跖屈和足趾背面着地，身体重心稍移至另一腿，再下压足背，保持 3 ~ 5 秒后恢复站立，换另一腿重复上述动作。此为 1 次。

2. 频次　每天 2 ~ 3 组，1 组 10 ~ 20 次。

3. 要领　锻炼者在地毯上或其他柔软的表面做此牵伸会比较舒服；千万不要拖动倒扣在地上的足，因为向内侧或外侧移动足跟会对足背的内侧或外侧产生更大的牵伸。

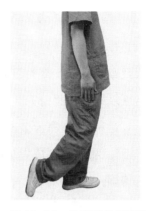

图 10-12　站姿趾伸肌牵伸

4. 主要参与肌肉　趾短伸肌、姆短伸肌、胫骨前肌、第三腓骨肌。

（三）单侧跖屈肌牵伸（图 10-13）

1. 步骤　在距墙约 60 厘米处，锻炼者面墙站立，双手伸直撑墙；然后一足尖置于距墙 30 ~ 60 厘米处，另一足尖置于距墙 60 ~ 120 厘米处；双足跟着地，胸部向墙壁方向移动，距墙近的一侧膝关节微屈曲，保持 3 ~ 5 秒后双足交接位置。此为 1 次。

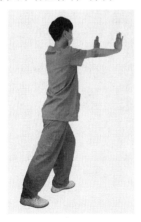

2. 频次　每天 2 ~ 3 组，1 组 10 ~ 20 次。

3. 要领　当胸部离墙越来越近时，肌肉连接点的距离会增加，可增强对胫骨后肌、姆长屈肌、趾长屈肌的牵伸。

4. 主要参与肌肉　腓肠肌、比目鱼肌、腘肌、趾长屈肌、姆长屈肌、胫骨后肌。

图 10-13　单侧跖屈肌牵伸

（四）双侧跖屈肌牵伸（图10-14）

1. 步骤　锻炼者站立于台阶边上，至少一只手抓住支撑物，使双足跟悬空，双膝关节伸直；然后双足跟尽量往下压，保持3～5秒后恢复站立。此为1次。

2. 频次　每天2～3组，1组10～20次。

3. 要领　锻炼者穿鞋做该动作会更舒适。身体一定要获得支撑，因为第一，可以保障安全，以免摔倒；第二，身体缺少支撑会导致肌肉收缩，而不是伸展。单腿进行（双侧交替）可以扩大牵伸的范围。足跟达到最低点时，锻炼者可以通过微屈膝以获得更大的牵伸，这样在减少对腘绳肌牵伸的同时可以增强对胫骨后肌、蹬长屈肌、趾长屈肌的牵伸。趾腹放在台阶边上，可以增强以上肌肉群上端的牵伸；足的中间部位放在台阶边上，可以增强以上肌肉群下端的牵伸。

4. 主要参与肌肉　腓肠肌、比目鱼肌、腘肌、趾长屈肌、趾短屈肌、蹬长屈肌、蹬短屈肌、胫骨后肌。

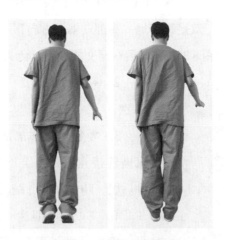

图10-14　双侧跖屈肌牵伸

第三部分

常见运动损伤疾病患者自我康复方法

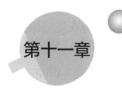

第十一章

颈肩部相关运动损伤

第一节 落枕、颈椎病

一、落枕疾病概况

落枕又称为"失枕"，是一种常见疾病，在冬春季节多发，好发于青壮年，且男性的发病率高于女性的发病率。落枕是颈部软组织常见的损伤之一，常见的发病经过是睡前并无任何症状，晨起后出现颈肩部肌肉的痉挛、强直、酸胀、疼痛，以致颈肩部的活动受限。轻者于 2 ~ 3 天后可自行痊愈；重者迁延数周不愈，疼痛可向头部、上肢部放射。若成年人经常发生落枕，常常是颈椎病的前驱症状之一。

（一）病因

1. 落枕的病因主要有以下四方面。

（1）肌肉扭伤：这是导致落枕发生的最主要原因，如夜间睡眠姿势不良，使头颈部长时间处于过度偏转的位置；又如睡觉时枕头不合适，过高、过低或过硬，使头颈部长时间处于过伸或过屈的状态。这些均可引起颈部一侧肌肉紧张，使颈椎小关节扭挫，导致筋脉拘挛，气血运行不畅，局部疼痛不适及活动明显受限。

（2）感受风寒：睡觉时受寒或盛夏贪凉，使颈肩部气血凝滞，经络痹阻，导致局部疼痛不适及活动明显受限。

（3）某些颈部外伤：这也可导致颈部肌肉保护性收缩以及颈椎小关节扭挫，再逢睡觉时姿势不良，导致气血运行不畅及筋脉拘挛，从而引发该病。

（4）旧疾：素有颈椎病等旧疾者，稍感风寒或睡姿不良，即可引发该病，甚至可反复发生该病。

（二）发病机理

人体每一个姿势的维持都需要各部分肌肉共同参与，即一部分肌肉保持收缩，一部分肌肉保持舒张，从而达到全身肌肉的平衡。人们在熟睡的过程中，通过无意识的翻身动作，使原来收缩的肌肉舒张，原来舒张的肌肉收缩；如果睡得太沉，保持同一姿势太久，便会导致颈部肌肉持续性收缩，以致痉挛，形成落枕。

（三）临床表现

临床表现主要为起床后颈后部疼痛不适，疼痛发生于相对固定的某一体位，活动后加剧；一侧疼痛者居多，两侧俱痛者较少见，或者疼痛一侧重一侧轻，可牵扯到肩背部，头部常常歪向患侧。患者通常还会出现颈部某一方位的活动明显受限，例如左右旋转、左右侧屈、前屈与后伸等活动，强行活动会加剧疼痛。

临床检查时颈部的肌肉（胸锁乳突肌、斜方肌、菱形肌、肩胛提肌等）有触痛、痉挛、强直等症状，触之有"肿块"或"条索感"。

（四）鉴别诊断

1. 颈椎病　落枕往往是颈椎病的前驱症状之一。首次发作的落枕患者，一般没有上肢的疼痛、麻木等神经根性症状，可自行痊愈；反复发作的落枕患者，应该早就诊、早治疗。颈椎病的压痛点常是颈椎的棘突或棘突旁，而落枕的压痛点常在颈部的肌肉（胸锁乳突肌、斜方肌、菱形肌、肩胛提肌等）。

2. 项背筋膜炎　项背筋膜炎的临床表现以颈肩部、背部的广泛性疼痛、酸胀、有沉重感及麻木感为主。该病的疼痛不适、活动受限可向头后部及上臂部放射；落枕的疼痛范围局限，不向头后部及上臂部放射。

二、颈椎病疾病概况

颈椎病又称为颈椎综合征，属于颈椎退行性疾病，指颈椎的椎间盘组织发生退行性病变及其相邻组织继发病理改变，从而累及周围组织结构（神经根、脊髓、椎动脉等）出现与影像学改变相应的一系列症状和体征的综合征。随着智能手机、电脑的普及，颈椎病的发病率有增高趋势，发病人群有年轻化趋势。

（一）病因

颈椎病多因慢性劳损或急性外伤引起。由于颈部的日常活动频繁且活动度较大，因而中年以后颈部常易发生慢性劳损。需要长期低头伏案工作的会计、编辑、裁缝、绣娘等职业者，或长期使用电脑者，或颈部受过外伤者，都易发生颈椎病。

（二）发病机理

颈椎的椎间盘组织萎缩变性，弹力减小，椎间盘向四周膨出，椎间隙变窄，继而导致椎体前后缘与钩椎关节出现增生，小关节关系改变，椎体半脱位，椎间孔变窄，黄韧带肥厚、变性及项韧带钙化等一系列病理改变。椎体增生的骨赘可引起周围膨出的椎间盘、后纵韧带、关节囊发生充血、肿胀、纤维化、钙化等病理改变，这些病理改变与骨赘共同形成混合性突出物。当上述病理改变影响到颈部的神经根、脊髓或主要血管时，即可发生颈椎病。

（三）临床表现

1. 主要症状　颈部、头部、肩部（肩胛骨内侧）、胸部、背部、上臂部，皆可有持续性或间歇性疼痛不适。但是现代医学研究表明，颈椎病还会出现头痛、耳鸣、反复性落枕、吞咽障碍、眼睛发胀、视力下降、视物模糊、心动过速、胸闷气急、四肢无力、手指发麻、肌肉萎缩、行走困难、猝然倒地等症状。患者一旦出现了上述症状，要尽早前往医院，进行相应正规的治疗，并听取医生的建议，争取做到早发现、早治疗、早恢复，避免病情进一步恶化。

2. 颈椎生理曲度改变　正常人体的脊柱是存在一定弧度的，称为生理曲度，颈椎部分呈一个向前凸出的光滑弧度。当颈椎周围的肌肉、韧带出现劳损之后，颈椎为了适应新的生理环境，其生理曲度就会出现改变，这种改变通常会以颈椎生理曲度变直、反弓的形式出现（图 11-1）。反弓是比变直更为严重的情况，对机体的危害更大。

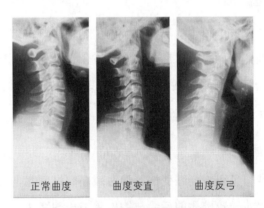

正常曲度　　　曲度变直　　　曲度反弓

图 11-1　颈椎生理曲度改变

3. 颈椎病分型　颈椎病大致分为六种类型：颈型颈椎病、神经根型颈椎病、脊髓型颈椎病、椎动脉型颈椎病、交感神经型颈椎病、食管压迫型颈椎病。临床上有的患者会出现两型或两型以上的症状，病情较为严重者则为混合型颈椎病。

（1）颈型颈椎病：颈型颈椎病在临床上极为常见，是初期的颈椎病，也是其他各型颈椎病共同的早期表现，发病人群以青壮年居多。临床表现以颈部症状为主，故颈型颈椎病又称为局部型颈椎病，不少反复落枕的患者多属此型。该病多因睡觉时枕头高度不合适或睡姿不良等诱因而引发。

（2）神经根型颈椎病：神经根型颈椎病是由于椎间孔变窄，导致神经根受压迫或受刺激而引发的一种较为常见的综合征，其发病率在六种颈椎病中是最高的。该病多因劳损、外伤等因素而引发，如颈部活动度过大、长期低头工作等。此外，习惯于枕较高枕头的人群较容易发病。

神经根型颈椎病所导致的疼痛常呈现放射状，向上肢放射或向枕部放射，且伴有串麻感，疼痛范围常与被压迫的脊神经分布范围一致。此外，该病常伴有相应区域的其他感觉障碍，其中以手指麻木、指尖过敏及皮肤感觉减退等症状为多见，同时上肢也容易出现发沉、无力、握力减弱（持物易坠落）等症状。

（3）脊髓型颈椎病：脊髓型颈椎病是由于颈段的脊髓受刺激、受压迫等原因而造成脊髓变性坏死，并由此引起的以肢体功能障碍为特点的症候群。临床表现较重，主要症状为四肢麻木，双手无力且不灵活、持物易坠落，行走困难、有踩棉花感，排尿、排便障碍，甚至四肢瘫痪、卧床不起等。该病多与急性外伤、陈旧性外伤后骨刺的形成有关。

（4）椎动脉型颈椎病：椎动脉型颈椎病多是由于椎动脉受到压迫、牵拉，导致供血不足而引起的较为复杂的一种颈椎病。突出特点为：脑部症状多于四肢症状，对脑力的影响明显大于对体力的影响。

（5）交感神经型颈椎病：交感神经型颈椎病是由于颈椎退行性病变，导致颈交感神经受刺激而出现的一种综合征。临床表现为头晕、眼花、耳鸣、手麻、心动过速等一系列交感神经症状。

（6）食管压迫型颈椎病：食管压迫型颈椎病是由于颈椎退行性病变继发前纵韧带及骨膜撕裂、机化、钙化，从而导致骨刺形成，继而骨刺压迫食管，进而引起吞咽困难或者食后有刺痛等异样感的一种颈椎病。

（四）鉴别诊断

1. 偏头痛　偏头痛的病理生理是颅内动脉先收缩，然后出现舒张性改变，其发病与 5- 羟色胺代谢紊乱有紧密关系。该病与颈型颈椎病的鉴别要点如下：典型偏头痛的发作先兆是视力障碍，如出现闪彩、暗点、偏盲、黑朦等，有的患者甚至出现失语、感觉异常等症状；先兆期短则几分钟，长则半小时，伴有血压升高；之后患者出现剧烈头痛，疼痛常在颞、额、眼眶等处，为胀痛、跳痛或血管波动性头痛，同时患者还可出现恶心、呕吐、眩晕、汗出、腹痛等症状，每次发作延续数小时，随后症状消失；偏头痛一般有家族史，有学者认为只限于女性遗传，部分患者在月经期前后发病，无颈部压痛，颈椎 X 线片一般无颈椎病体征。颈型颈椎病患者的颈部剧痛，疼痛可放射到枕顶部或肩部，头颈部活动受限，头常偏向严重的那一侧；颈型颈椎病因常在早晨起床时发病，故常称为落枕或颈扭伤；患者就诊时常用手托住下颌以缓解疼痛；医生检查时可发现患者的颈部肌肉紧张，一侧或双侧有压痛点，头颈部活动受限。

2. 雷诺病　颈椎病可以引起雷诺现象。雷诺病除了与颈椎病外，还应注意与硬皮病、职业有关的损伤等疾病相鉴别，其病因甚多。雷诺现象表现为肢端阵发性苍白、发绀、潮红；其症状遇冷发作，遇热缓解。医生注意询问患者的职业，必要时通过颈椎 X 线检查便可以鉴别两者。

3. 梅尼埃病　梅尼埃病俗称美尼尔病，又称发作性眩晕，是因内耳淋巴代谢失调、淋巴液分泌过多或汲取障碍，从而引起内耳迷路积水、内耳淋巴系统膨胀及压力升高，继而使内耳末梢感受器缺氧和变性所致。该病与椎动脉型颈椎病的鉴别要点如下：该病为内耳性眩晕，多发于中青年，特点是眩晕发作有规律性，耳鸣程度轻，耳聋呈进行性，患者伴有水平性眼球震颤、恶心、呕吐等症状；椎动脉型颈椎病引起的眩晕属中枢性眩晕，患者伴有头痛、耳鸣、眼花、记忆力减退等症状，一般发作时间短暂，发病多与颈部活动有关。

4. 脑动脉硬化症 脑动脉硬化症是中老年人的常见病之一。颈椎病可合并脑动脉硬化症，尤其是椎基底动脉硬化，两者均可出现头晕、上肢麻木及病理反射，临床医生容易将两者相互误诊。该病与椎动脉型颈椎病的鉴别要点如下：该病的患者往往为 40 岁以上的中老年人，症状为逐渐出现头晕、记忆力减退、睡眠障碍等，症状消长与颈椎活动无明显关系；该病患者往往伴有全身性动脉硬化的症状，如眼底动脉、主动脉、冠状动脉或肾动脉硬化的症状；血压异常，特点是舒张压高，收缩压低；血清总胆固醇含量增高，脑血流图有恒定的缺血性改变。椎动脉型颈椎病无动脉硬化的症状，两者可通过颈椎 X 线检查相鉴别。

5. 肩周炎 肩周炎多见于女性，常于 50 岁左右发病。该病与颈椎病的鉴别要点如下：患肩周炎时，肩关节局部因疼痛而使活动受限，肩周组织有压痛、肿胀，疼痛多在肩关节，与颈部活动无关，颈神经根无压痛，肩关节局部激素封闭治疗多有效；颈椎病一般不影响肩关节活动，局部激素封闭治疗无效，颈椎 X 线片可见颈椎生理曲度改变，椎体不稳。临床常有颈椎病、肩周炎同时发病的患者，其被称为颈肩综合征。

6. 胸廓出口综合征 胸廓出口综合征是由于锁骨与第 1 肋骨的间隙狭窄，引起臂丛和锁骨下动脉受压所致，从而出现第 8 颈神经、第 1 胸神经及血管功能障碍的综合征。该病与颈椎病的鉴别要点如下：该病的疼痛多呈针刺样或烧灼样，患者可出现典型的臂丛神经痛，即疼痛多从受压点向患侧颈部、腋下、前臂内侧及手部放射；患侧手高举而不耸肩时，锁骨下动脉受压，手部皮肤出现变冷、苍白，甚至出现典型的雷诺现象。颈椎病的患者高举手时，不出现上述现象，两者主要通过 X 线检查相鉴别。

7. 腕管综合征　腕管综合征是由于正中神经在腕管内受压迫，从而导致手指麻木、疼痛和雷诺现象的综合征。该病与神经根型颈椎病的鉴别要点如下：该病与腕部过度背伸有关，如洗衣、揉面、粉刷墙面等活动，突出特点是桡侧 3 个半手指麻木或刺痛；大多数患者都在夜间发作，从而影响睡眠；腕管韧带加压试验（手指压迫或叩诊锤叩打腕横韧带近侧缘）阳性，腕关节背屈试验阳性，但颈神经根牵拉试验、压顶试验阴性，颈椎 X 线片无异常。神经根型颈椎病往往出现手指或上臂持续麻木，颈神经根牵拉试验、压顶试验阳性，颈椎 X 线片可见椎体不稳、颈椎生理曲线改变、椎间孔狭窄、钩椎关节增生等改变。临床常有这两种病同时出现的情况，也就是"双压迫"现象：既有颈椎病的神经根压迫，也有腕管内正中神经的压迫。

8. 肋间神经痛　肋间神经痛多由病毒感染（如带状疱疹病毒感染）、毒素和机械损伤等原因引起，可依据以下特点与颈椎病相鉴别：该病的患者多有上呼吸道感染史，胸痛与呼吸有关，但与颈部活动无关；该病有时伴有束带感和相应地域的感觉过敏，有时可与带状疱疹的皮损同时出现，肋间神经阻滞治疗有效。颈椎病的患者无上述症状。

9. 脊髓空洞症　脊髓空洞症的重要表现是在颈、胸神经分布的区域出现痛觉感觉障碍而触觉感觉正常的感觉分离现象，神经根型颈椎病亦可出现不典型的分离性感觉障碍。该病与神经根型颈椎病的鉴别要点如下：神经根型颈椎病出现的温觉感觉障碍多为不完全性缺失，即患者不能区分差异较小的温度，但可区分差异较大的温度；典型的脊髓空洞症的温觉感觉障碍则多为完全性缺失，患者对任何温度差异均难以区分。神经根型颈椎病的痛觉感觉障碍主要在皮浅薄层，而深层痛觉受损轻微，针刺皮肤则痛觉感觉障碍明显，捏压深层则痛觉存在或轻微减退；脊髓空洞症则为深、浅痛觉均消失。

10. 进行性脊肌萎缩症 病理损害以脊髓前角细胞变性为主，具体表现为首先出现一侧手大、小鱼际肌及骨间肌萎缩，并逐渐涉及到对侧手至肩背、颈项等部位的肌肉，并且下肢肌肉也会受损。该病可与颈椎病导致的手部肌肉或上臂肌肉萎缩相混淆，鉴别要点如下：该病的受累肌群常有肌束颤抖，但颈部无僵硬，颈椎 X 线检查正常，该病导致的下肢瘫痪应为缓慢性瘫痪，萎缩的肌肉出现高振幅电位及同步电位；颈椎病导致的下肢瘫痪多为痉挛性瘫痪，可有病理反射，萎缩的肌肉可出现去神经电位和多相电位。

11. 椎管内肿瘤 椎管内肿瘤分为脊髓髓内肿瘤和脊髓髓外肿瘤，后者分为硬脊膜内肿瘤和硬脊膜外肿瘤。脊髓型颈椎病是髓外压迫，与脊髓髓外肿瘤的鉴别很重要，其鉴别要点如下：脊髓髓外肿瘤一般起病缓慢，但病势呈进行性发展；脊髓型颈椎病初期的病情常可缓解。颈椎 X 线检查：脊髓髓外肿瘤患者的椎弓根间距加宽，可见哑铃性神经纤维瘤及椎间孔扩大，椎体后缘呈弧行压迫和硬化，如为恶性肿瘤则有骨质破坏，骨髓碘油造影可呈粗大梳齿状或口状表现；脊髓型颈椎病患者的椎间孔缩小，椎体缘骨赘呈唇状，如为多发性横贯性后缘骨赘，则脊髓造影可呈"洗衣板"样凸凹起伏。仍难分辨者需要做 CT 或 MRI 检查。

12. 多发性硬化 多发性硬化是在中枢神经系统的白质中有散在性脱髓鞘改变的自身免疫性疾病，其病情反复缓解、加重，并且每次受累部位都不一样，以视神经脊髓及脑干受累较多见，真正的病因尚不明确。该病可有下肢上运动神经元性瘫痪，颈段脊髓受害时可出现不齐整的感觉缺失平面、视觉障碍及上肢共济失调。该病与神经根型、脊髓型颈椎病的鉴别要点如下：该病主要侵犯中青年人，可从病史中追寻出有缓解和加重的波动性病程；对于初次发病的患者，诊断可能有困难；该病在某一时期可有感觉异常，如一侧肢体麻木或有蚁行感，这类似神经根型颈椎病，但缺少典型的根痛表现，颈椎 X 线检查结果正常。鉴别有困难的患者应做 CT 及 MRI 检查。

13. 颈椎隐裂　颈椎隐裂多为先天性变异。脊柱隐裂最常见于骶椎及腰椎，其次为胸椎，颈椎隐裂则较少见，但极易与颈椎病相混。该病与颈椎病的鉴别要点如下：该病以自主神经功能紊乱为突出症状，可有类似脊髓空洞症的症状，如手部营养障碍及分离性感觉障碍。如果颈椎正位 X 线片见椎弓未闭合，就可确诊该病。

14. 强直性脊柱炎　强直炎脊柱炎多先侵犯骶髂关节，上行侵犯至腰椎、胸椎及颈椎。颈椎受累后可引起颈痛、颈僵，临床医生只要注意颈椎以外的全身表现，该病就不难与颈椎病相鉴别。但假设病变局限在颈椎，两者则极易相混，临床医生可依据下述检查排除。颈椎病的患者屡次检查无全身症状，血沉正常，颈椎 X 线片可见颈椎病骨桥形成且仅限于两个椎体之间，以椎间盘为中心，椎间隙狭窄；而强直性脊柱炎呈竹节样病变，病变较广泛，绝不会局限于两个椎体之间，小关节可有改变，椎间隙不狭窄。

15. 颈椎结核　颈椎结核有时与颈椎病较难区别，但依据颈椎结核的特点则易与颈椎病相鉴别。该病与颈椎病的鉴别要点如下：该病的患者多有低烧、虚弱等全身性表现，血沉快，颈椎 X 线片可见椎体被破坏及椎间隙消失；颈椎病的患者一般无全身性表现，颈椎 X 线片可见椎间隙狭窄。

三、康复方法

颈椎的锻炼应当慎重，患者要避免无目的地快速旋转或摇摆颈部，尤其是颈椎病急性期、椎动脉型颈椎病或脊髓型颈椎病的患者。患者在急性发作期宜局部休息，不能增加运动刺激；待症状基本缓解或呈慢性状态时，患者才可开展适宜的康复训练，以增强颈后部肌肉的力量，从而促进症状的进一步消除和巩固疗效。颈椎病的病程较长，患者恢复较慢，要想达到防病、治病的目的，必须持之以恒。

（一）锻炼方法

1. 斜瞭北斗（同图 3-14）

（1）步骤：患者坐在椅子上，腰背挺直，头部轻轻后仰，下巴抬高，头部偏向一侧，眼睛看向对侧斜方；然后同侧手放在对侧头部上方，轻轻向同侧用力，感觉对侧肌肉被牵伸即可，保持 5 ～ 20 秒，再换另一侧重复上述动作。此为 1 次。

（2）频次：每天 2 组，1 组 10 ～ 20 次。

（3）要领：头部侧屈，下巴抬高；患者着重感受颈部侧方的牵伸感，力量不宜过大。

2. "十"字当头（同图 3-17）

（1）步骤：患者坐在椅子上，双手放在大腿上，腰背挺直；然后头颈部按前、后、左、右 4 个方向，分别进行前屈、后伸、侧屈运动，如在空中画了 1 个"十"字。此为 1 次。

（2）频次：每天 2 组，1 组 20 次。

（3）要领：动作不宜过快，轻缓即可，以免伤到颈椎。

3. 左顾右盼（图 11-2）

（1）步骤：患者坐在椅子上，腰背挺直，目视前方，双手放于膝部；颈部向左侧旋转至最大限度，在此位置停留 10 ～ 15 秒并保持一个深长的呼吸；再向右侧旋转至最大限度，也在此位置停留 10 ～ 15 秒并保持一个深长的呼吸。此为 1 次。

（2）频次：每天 2 组，1 组 20 次。

（3）要领：动作不宜过快，缓慢进行，活动幅度尽量做到位。患者着重感受两侧肌肉的牵伸感，练习时注意配合呼吸。落枕或颈部活动明显受限的患者，可先进行小幅度的旋转，再慢慢加大旋转的角度。

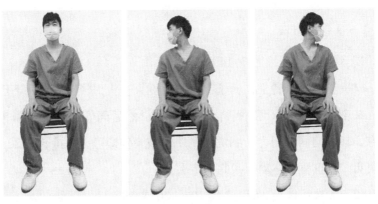

图 11-2　左顾右盼

4. 后伸旋转（图 11-3）

（1）步骤：患者坐在椅子上，双手放于膝部；然后颈部适当后伸，做顺时针和逆时针方向交替的旋转活动。此为 1 次。

（2）频次：每天 3 组，1 组 15 ～ 30 次。

（3）要领：动作不宜过快，缓慢进行，力求到位，循序渐进。

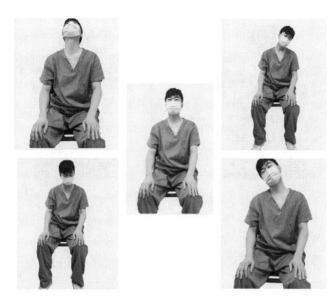

图 11-3 后伸旋转

5. 动作组合 抬头望月（同图 3-13）+ 低头探海（图 11-4）

（1）步骤：患者坐在椅子上，腰腹收紧并挺直，后背靠住椅子；然后双手十指交叉，手掌置于前额，将头向后拉至鼻子正对天花板并吸气，使颈部前屈肌群与双手形成对抗，停留 10～15 秒后恢复原位并同时呼气（图 3-13）。患者再将双手十指交叉且手掌置于头后，低头，闭口，尽量使下颌紧贴前胸并同时呼气，使颈部后伸肌群与双手形成对抗，停留 10～15 秒后恢复原位并同时呼气（图 11-4）。此为1次。

（2）频次：每天 2 组，1 组至少 10 次，往后可逐渐增加至 1 组20～30 次。

（3）要领：患者应注意颈部活动的幅度和频次，根据自身情况，由小量、小幅度逐渐增加次数和幅度。动作宜缓慢进行，力度以感受到相关肌肉的对抗即可。

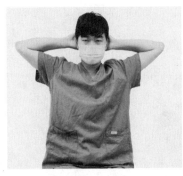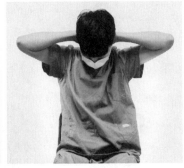

图 11-4　低头探海

6. 雏鹰起飞（图 11-5）

（1）步骤：患者站立，双足分开且与肩同宽，双手自然下垂；然后患者向一侧旋转并使颈部略向前倾，耸肩并同时吸气；再向后下方用力伸出旋转侧的手臂至最大位置，垂肩并同时吸气，保持数秒后恢复原位，再换另一侧重复上述动作。此为 1 次。

（2）频次：每天 2 组，1 组 10 ~ 20 次。

（3）要领：颈部和手部注意配合；动作幅度结合自身情况考虑，切勿过大，应逐渐增加。

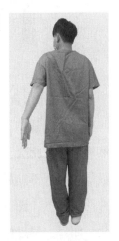

图 11-5　雏鹰起飞

（二）按摩方法

中医按摩治疗，对落枕以及病情较轻的颈椎病患者都能起到很好的缓解作用。一般由于肌肉损伤和受寒所导致的落枕患者，经 1 ~ 2 次按摩治疗便可好转，轻者即可治愈。颈部按摩治疗，可以缓解肩颈部肌肉群的紧张和痉挛，恢复颈椎的正常活动，松解神经根及软组织的粘连。

需注意的是，若本身颈部肌肉长期劳损或颈椎有退行性病变等情况，然后在一定条件下诱发落枕或是直接确诊为颈椎病的患者，即使通过正骨治疗使紊乱的关节复位，但颈部软组织的充血、水肿、增厚等炎性变化也会继续造成颈部不适，所以这类患者至少需要 2 周甚至 1 个月以上的治疗、休息才能痊愈，不能为求迅速缓解而经常进行强度较大的按摩治疗，以免造成更严重的损害。

具体操作如下（视频 11-1）：

1. 患者坐在椅子上，按摩者立于患者身后，将左手或右手的示指、中指、环指并拢，在颈部找到痛点或痛筋（多在胸锁乳突肌、斜方肌等处）；再用拇指或大鱼际或掌根在痛处及周围由轻

视频 11-1

到重地进行揉按，力度以患者感觉明显酸胀即可。按摩者如此反复按摩 10 余次，再以掌心轻拍按摩过的部位 2～3 分钟，使痉挛的颈部肌肉松弛以止痛。

2. 按摩者用掌心揉按患者的脖子两侧，直至脖子发热后用双手掌侧面轻拍、刮擦脖子两边至肩部，时间不少于 3 分钟；然后用拇指或示指点按左右两侧的风池、肩井、外关三穴 1～2 分钟；再用拇指或示指点按左右两侧的落枕一穴，待患者有酸胀感时继续点按 2～3 分钟；最后缓缓转动患者的颈部，使颈部进行前屈、后伸、侧屈及旋转等运动，注意切不可用力过猛。

【附】

取穴

1. 风池　在颈部，枕骨之下，与风府相平，胸锁乳突肌与斜方肌上端之间的凹陷中。

2. 肩井　在肩上，大椎与肩峰端连线的中点处。

3. 落枕　即外劳宫，在手背侧，第 2、3 掌骨之间，掌指关节后 0.5 寸。

4. 外关　在掌腕背横纹 2 寸之上的凹陷中，桡骨与尺骨之间。

（三）其他方法

1. 中药外治法　落枕及颈椎病的患者多采用外用药治疗，如膏药、药膏等。膏药多外贴于颈部痛处，每天更换 1 次，止痛效果理想，但患者自述贴膏药后颈部活动受到一定限制；而且应注意的是，某些膏药中含有辛香走窜、动血滑胎之药，故孕妇忌用。药膏可选用按摩乳、青鹏软膏等，于痛处进行擦揉，每天 2 ~ 3 次，止痛效果良好。

2. 热敷　温热可以缓解局部肌肉的痉挛，改善局部组织的血液循环。患者及家属将毛巾用热水完全浸湿后拧至微湿，再热敷患处；或把毛巾微微湿水后用保鲜袋包裹放到微波炉中加热 1 分钟左右，再用毛巾隔着衣服热敷患处。每天热敷 2 ~ 3 次，每次 10 ~ 20 分钟。落枕或颈椎病特别严重、疼痛难忍者，可每小时进行 1 次热敷。

四、日常注意事项

1. 坐姿正确　坐位时患者使颈肩部放松，保持最舒适自然的姿势；把桌子、椅子的高度调到适合自己身高的最佳位置；更重要的是腰部挺直，双肩自然伸展，眼睛与桌面的距离约为 35 厘米。

2. 活动颈部　颈部长期保持一种姿势就会引起颈椎血液循环的不通畅，颈部肌肉得不到放松；所以工作时间超过 1 小时，人们就应该休息几分钟，做些颈部运动或按摩，不宜将头靠在床头或沙发扶手上看书、看电视等。

3. 选择合适的枕头　挑选枕头要注意以下基本原则：第一，枕头有一个基本固定的形状，不能特别容易变形；第二，枕头高度要适宜。习惯仰卧睡者的枕头高度约为 1 个拳头（8 厘米左右），习惯侧卧睡者的枕头高度约为 1.5 个拳头（10 厘米左右）。仰卧位时，枕头的下缘最好是垫在肩胛骨的上缘，避免颈部落空。

4. 保持正确的睡姿　正确的睡姿应该是仰卧位与左、右侧卧位三种姿势相互交替进行，避免长时间单一的睡姿导致人体生物力学结构失衡。

5. 颈部保暖　颈部受寒冷刺激会使肌肉及血管痉挛，加重颈部僵硬、疼痛。在秋冬季节，人们最好穿高领衣服，夜间睡觉时应注意防止颈部受凉；在炎热季节，空调温度也不能太低，避免空调及风扇直吹头部、颈部及肩部等。

6. 避免颈部受伤　头部及颈部不要负重物。人们坐车时尽量不要打瞌睡，可适当地扭转身体，侧面向前；颈椎病急性发作时，患者要减少活动颈椎，尤其应避免快速地转头，避免造成颈椎更严重的损伤，必要时使用颈托保护颈椎。

第二节　肩周炎

一、疾病概况

肩周炎又称为肩关节周围炎，多见于体力劳动者，女性的发病率略高于男性的发病率。由于肩周炎常见于 50 岁左右的中年人，故俗称为"五十肩"，又因为其后期常出现肩关节粘连、活动明显受限等症状，故又称为"肩凝症""冻结肩"。肩周炎虽然是一种自愈性疾病，但自愈周期不可预估，一般为数月甚至数年，也有部分患者不能恢复到正常功能水平，可能会长期存在肩关节疼痛和功能障碍，因此，早期积极治疗与加强康复训练是很有必要的。

（一）病因

肩周炎的病因病机尚不十分清楚，主要有以下几种观点。

1. 肩部原因　主要包含：①长期过度活动及姿势不良等所产生

的慢性损伤；②软组织退行病变导致肩部对各种外力的承受能力减弱；③上肢外伤后肩部固定过久，肩周组织继发萎缩、粘连；④肩部急性挫伤、牵拉伤后治疗不当。

2. 肩外原因　颈椎病等其他疾病引发肩部放射痛，因原发病长期不愈，使肩部肌肉持续性痉挛、缺血而形成炎性病灶，转变为真正的肩周炎。值得注意的是，近年来颈源性肩周炎的发病率逐年上升，这提示我们要多加注意颈部及肩部疾病的防治。

3. 诱因　主要为肩部肌肉受凉、经常提重物、长期缺乏活动、中风后遗症、更年期激素水平异常、糖尿病、甲状腺疾病等。

（二）发病机理

肩周炎在中医学领域里应当归属于"痹证"范畴。中医认为该病多因感受外邪、劳逸失当或外伤，导致气血凝滞于肩部而发；长期不愈则肝肾亏虚，气血不足，无以濡养筋骨，使病情进一步加重。西医则认为肩周炎是以肩关节及其周围的肌腱、韧带、腱鞘、滑囊等软组织的退行性病变和急、慢性损伤所产生的慢性非特异性无菌性炎症为病理特征，以肩关节囊的挛缩或关节外肌腱、韧带的广泛粘连，关节囊明显增厚，滑膜充血、水肿，关节腔容量减小，从而引起肩部的疼痛和功能障碍为主症的一种疾病。有专家研究发现，肩周炎与自身免疫异常有关，人类的更年期阶段为50岁左右，此阶段的性激素水平急剧下降，神经、内分泌及免疫功能失调，便导致肩袖及肱二头肌长头肌腱磨损部位出现自身免疫反应，从而逐渐形成弥漫性关节囊炎。另外，肩周炎发病与甲状腺功能亢进、冠心病、颈椎病等疾病也有关，并且与糖尿病有高相关性。

（三）临床表现

1. 临床症状　以肩部疼痛和活动受限为主。早期肩部疼痛较轻或偶尔呈阵发性，后期慢慢加重，甚至肩部不动也痛；肩关节活动受限，以外展、外旋、伸展障碍为主。刚开始患者出现"手举不高"症状，即典型的"抗肩"现象，然后逐渐难以完成挠背、洗脸、穿衣、梳头等简单动作，这给患者的生活带来了极度不便。此外，患者还会出现怕冷、压痛、肌肉痉挛与萎缩等伴随症状。

不少患者常年用棉垫包肩，即使在气温较高的夏天，肩部也不敢吹风。多数患者在肩关节周围有明显的压痛点，压痛点多在肱二头肌短头附着点、结节间沟、肩峰下滑囊、喙突、冈上肌附着点等处（图11-6）。部分患者的三角肌、冈上肌等肩部周围的肌肉早期可出现痉挛；晚期可发生废用性肌萎缩，出现肩峰突起、上举不便、后伸不能等症状，此时疼痛症状反而减轻。

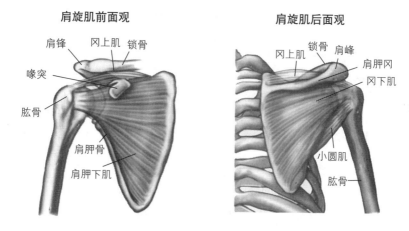

图 11-6 肩部部分肌肉及骨骼示意图

2. 肩周炎分期 1983 年，学者德·帕尔马（De Palma）将肩周炎分为凝结期、冻结期和解冻期，但是临床医生很难将其截然分开，因此肩周炎一般分为急性疼痛期、粘连僵硬期和缓解恢复期。肩周炎产生的肩部疼痛，以夜间为甚，并逐渐加重。肩关节活动障碍日益加重，达到某种程度后逐渐缓解，直至最后完全痊愈。

（1）急性疼痛期：此期病程约为1个月，亦可延续2～3个月，有患者可持续2～9个月。主要表现为肩关节周围疼痛剧烈，疼痛夜间加重，患者甚至难以入眠，肩关节活动轻度受限。随着病程的进展，夜间明显的肩痛可逐渐演变为全天持续性的肩痛。

（2）粘连僵硬期：此期病程一般可持续3～6个月，疼痛较前缓解，但肩关节周围组织粘连，肩关节活动严重受限，主动和被动的内旋、外旋和外展活动度全面下降，患者出现"肩胛联动症""耸肩"现象及肩部肌肉挛缩。

（3）缓解恢复期：此期病程一般可持续5～26个月，部分患者可以在12～18个月内完全恢复正常。疼痛逐渐消减，肩部僵硬的情况逐渐改善，且随着日常活动、康复训练等增多，肩关节活动度也逐渐增加。但也有部分患者不能完全恢复，肩部的疼痛和僵硬可持续数年。

（四）鉴别诊断

1. 神经根型颈椎病　该病是颈椎病各型中发病率最高、临床最为多见的一种，其主要表现为与脊神经根分布区相一致的感觉、运动障碍及反射变化。神经根症状的产生是由于颈部韧带肥厚钙化、颈部椎间盘退化、骨质增生等病变，使颈部椎间孔变窄、脊神经根受到压迫或刺激，从而导致各种症状。第5～6颈椎及第6～7颈椎之间的关节活动度较大，因而发病率较其余颈椎节段为高，临床表现一般是颈部及肩部疼痛伴有上肢的放射痛或是手指麻木，但是肩周炎一般没有上肢的麻木。临床上经常有颈肩综合征的患者，医生需要仔细鉴别。

2. 风湿性关节炎　该病主要表现为全身关节游走性疼痛，有时可累及肩关节。病史一般有链球菌感染史，患者常于再次感染链球菌后发病。全身关节的疼痛呈游走性，活动期的血沉增快，抗链球菌溶血素O试验阳性，肩关节X线检查多无异常发现。

3. 冈上肌腱炎　该病好发于年轻运动员、中年以上的体力劳动者及家庭妇女。除急性损伤外，该病一般起病较慢，发病后肩部外侧疼痛，有时向颈部或上肢放射，肱骨大结节上方有压痛。肩关节主动外展 60°～120° 时出现疼痛，小于 60° 和大于 120° 时无痛，所以外展 60°～120° 的活动范围被称为"疼痛弧"，这是冈上肌腱炎的特征。

4. 肩袖损伤 肩袖损伤患者的主动活动异常，而被动活动正常。但患病时间长的患者，被动活动也会出现异常。两者通过体格检查、MRI 检查鉴别。

5. 肩峰下滑囊炎 该病主要表现为肩峰下端疼痛，压痛阳性，但当肩关节外展至 90° 时，原来肩峰下端的压痛不明显或消失。医生通过仔细查体，可以鉴别该病与肩周炎。

6. 肱二头肌长头腱鞘炎 该病主要表现为疼痛，压痛点主要位于肱骨结节间沟，肱二头肌抗阻力屈肘时疼痛加重。该病与肩周炎疼痛的位置不一样，这是主要鉴别点。

7. 肩锁关节半脱位 该病的主要表现为肩锁关节处疼痛明显，肩关节外展大于 90° 时出现疼痛，继续上举时疼痛加重，最明显的疼痛范围是肩关节外展 120°～180° 之间。该病的肩关节 X 线检查结果显示肩锁关节半脱位征象，而肩周炎无此征象。

二、康复方法

（一）锻炼方法

肩部锻炼多采用立位。在锻炼时需要注意的是，我们的肩关节作为人体运动范围最大又最灵活的关节且为上肢活动的基础，由 6 个小关节组成。在进行肩部锻炼时各个关节都具有互相代偿的作用，使病变位置不易被锻炼到，从而影响锻炼效果。肩周炎的患者在急性发作期不宜锻炼，应多休息，以减少肌肉负担；急性期过后每日都应进行适当的肩部锻炼，锻炼强度以不加重夜间疼痛为宜。

1. 蚂蚁上树（图 11-7）

（1）步骤：患者面墙而立，离墙一步左右，身体略向前倾；然后患侧手掌置于墙上并沿墙慢慢往上爬，带动手臂上举至最大限度，在此位置停留 1 ~ 2 分钟后缓缓退回。此为 1 次。

（2）频次：可反复多次进行，建议每天 3 组，1 组不超过 30 次。

（3）要领：动作宜缓慢进行，患者按照自身情况寻找其手臂上举的最大限度，锻炼强度适宜。

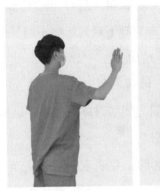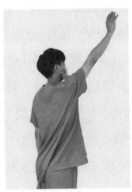

图 11-7　蚂蚁上树

2. 手上梳头（图 11-8）

（1）步骤：患者取坐位或立位均可，双手同时按照前额、头顶、枕后、耳后的顺序触摸头部，再依次向前，动作类似梳头。此为 1 次。

（2）频次：每天 3 组，1 组 15 ~ 20 次。

（3）要领：动作宜缓慢进行，微微用力。

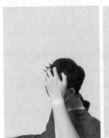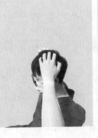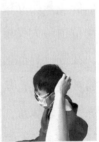

图 11-8　手上梳头

3. 张手拦路（图 11-9）

（1）步骤：患者面墙而立，距墙 10 ～ 20 厘米，双足分开且与肩同宽；然后一足向前迈一小步并保持平衡，双手臂伸直，与肩平行或高于头部，手掌置于墙上，身体再向前倾，在此位置停留 1 ～ 2 分钟后缓缓退回。此为 1 次。

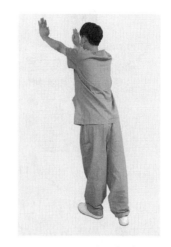

图 11-9　张手拦路

（2）频次：每天 3 组，1 组 5 ～ 15 次。

（3）要领：练习时手臂微微用力伸直，躯干直立摆正；手臂是与肩平行还是高于头部，以及身体向前倾的幅度，都可以根据自身情况而定；高度越高和前倾幅度越大，则牵伸越充分。

4. 雏鹰展翅（图 11-10）

（1）步骤：患者站立，双足分开且与肩同宽，双手十指交叉置于脑后；然后肩部缓缓用力并内收，使双肘关节相互触碰，再慢慢外展至起始姿势。此为 1 次。

（2）频次：每天 2 组，1 组 15 ～ 20 次。

（3）要领：动作宜缓慢进行，重点是感受肌肉的牵伸，锻炼幅度及强度可根据自身情况调整；若开始时双肘关节不能碰触，患者可先到达自身最大限度后逐渐加大幅度，使其碰触。

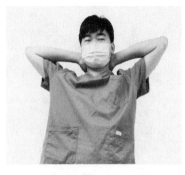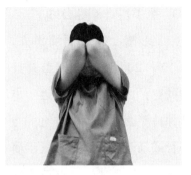

图 11-10 雏鹰展翅

5. 如来神掌（图 11-11）

（1）步骤：患者站立，双足分开且与肩同宽，双手握拳，拳心向上置于腰间；然后吸气，同时一手由拳变掌，伴随呼气，掌心向前用力并缓缓推出；再吸气，同时将手掌慢慢收回腰间，恢复原状；另一手重复上述动作。此为 1 次。

（2）频次：每天 2 组，1 组 15 ～ 30 次。

（3）要领：全身放松，动作与呼吸相配合。

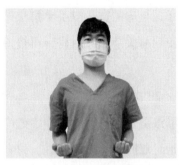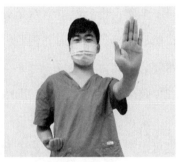

图 11-11 如来神掌

6. 身后观音（图 11-12）

（1）步骤：患者站立或坐在无靠背的椅子上，躯干直立，双足分开且与肩同宽，足尖朝前；然后一手置于后背，肘关节屈曲 90° 左右，另一手从头后抓住屈曲侧的肘部，向同侧牵伸，保持数秒后双手交换动作。此为 1 次。

（2）频次：每天 2 组，1 组 5 ~ 10 次。

（3）要领：若一手够不到另一手的肘部，患者可以先练习抓手腕，慢慢达到抓手肘的目标；力度不宜过大，根据自身情况而定，以免造成更进一步的损伤。

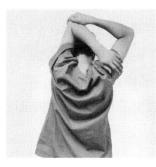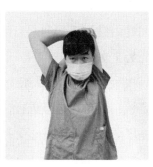

图 11-12　身后观音

7. 流星摆锤（图 11-13）

（1）步骤：患者站立，一足向前迈一步，形成弓步，双手握拳，置于腰间；然后一手伸直，做肩部环转运动，先顺时针环转 3 周，再逆时针环转 3 周，恢复原位后换另一侧重复上述动作。此为一次。

（2）频次：每天 2 组，1 组 5 ~ 10 次。

（3）要领：动作宜缓慢进行，以免造成更进一步的损伤；动作到位并配合均匀的呼吸。

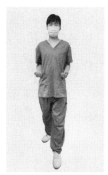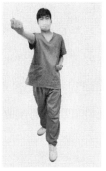

图 11-13　流星摆锤

8. 后背牵伸法（图11-14）

（1）器材：一条长毛巾或滑轮牵引器。

（2）步骤：患者取立位或坐位均可。选用长毛巾练习时，患侧手与健侧手各自从背后抓住毛巾的下头与上头，然后健侧手发力带动着患侧手缓慢上移，上移至最高处后再缓慢放下。选用滑轮牵引器练习时，采取坐位还是立位根据器材高度而定，双手抓住滑轮牵引器的两个把手，同样由健侧手带动着患侧手缓慢上移，上移至最高处后再缓慢放下。此为1次。

（3）频次：每天2组，1组15～20次。

（4）要领：动作宜缓慢进行，上移高度根据自身情况而定，可逐渐增大，循序渐进，重点是感受肌肉的牵伸感。

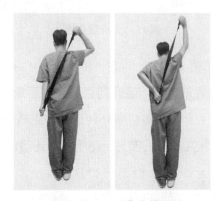

图11-14　后背牵伸法

（二）按摩方法

中医按摩治疗是一种疗效可靠，患者易于接受的治疗手段。对初期肩周炎疼痛较剧烈者，中医按摩治疗可以疏通经络、活血化瘀，以缓解疼痛；对后期肩周炎粘连较重者，中医按摩治疗可以松解粘连、滑利关节，以促进关节功能的恢复。

具体操作如下（视频 11-2、视频 11-3）：

1. 患者取坐位，按摩者站于患侧，用一手托住患侧上臂并使其微外展，另一手在患侧肩关节周围轻轻摩擦 3 分钟左右，尽量使患处周围微有温热感；然后再用㨰法、拿法或揉按法在患侧肩前部、三角肌部及肩后部进行按摩治疗 10 分钟左右，同时使患侧肩关节做外展、外旋和内旋运动，以缓解肌肉痉挛，松解粘连。

视频 11-2

2. 按摩者依次点按患侧的肩井、秉风、天宗、肩贞、肩髃、肩髎等穴位 5 分钟左右，具体时间以患者出现酸、麻、胀、重等感觉为宜；然后在有粘连的部位或痛点进行弹拨，以缓解肌肉痉挛，松解粘连，达到止痛的效果。

3. 按摩者一手扶住患侧肩部，另一手握住患侧腕部或托住肘部，以患侧肩关节为轴心做环转摇动 10 次，幅度由小到大；然后使患侧肩关节做内收、外展、内旋、外旋运动各 5 次，再捏、拿、揉按患侧肩部 2 分钟左右；最后握住患侧腕部，将患侧上肢慢慢提起，使其上举，同时牵拉提抖患侧上肢，反复 10 次。

视频 11-3

4. 用搓法从患侧肩部到前臂，反复上下搓动 3～5 遍，并牵拉提抖患侧上肢 15 次，结束治疗。

【附】

取穴

1. 秉风　在肩胛部，肩胛冈上窝的中点，天宗直上，举臂时有凹陷处。

2. 肩贞　在肩关节的后下方，上臂内收时，腋后纹头上 1

寸处。

3. 肩髃 在肩峰的前下方,三角肌的上方,上臂外展或平举时,肩峰前下方的凹陷处。

4. 肩髎 在肩峰的后下方(肩髃的后方),上臂外展或平举时,肩峰后下方的凹陷处。

(三)其他方法

1. 中药外治法 最常见的中药外治法是药酒、药膏外敷治疗。选用具有补气养血、活血通络、散寒除湿功效的药酒、药膏,配合推拿或按摩治疗肩周炎,一般都可以取得良好疗效。此外,中药熏蒸配合康复训练,也可以缓解肩部疼痛。

2. 热敷 患者疼痛剧烈时,可用毛巾包裹热水袋贴在患侧肩部,或覆盖整个肩部,以缓解局部肌肉的痉挛及疼痛,注意温度不能太高,以免烫伤局部皮肤。

三、日常注意事项

1. 肩部防寒保暖 在夏季,颈部及肩部不要直吹空调、风扇等;早晚出门时,颈部及肩部注意保暖,尤其在冬季;开车时,车窗通风不能直接吹颈部及肩部,尤其是长途车,以避免着凉。

2. 纠正不良姿势 正确的坐姿及站姿可以减轻肩部的负担,所以在日常生活中患者应经常抬头、挺胸、直背,保持正常的生理曲度,注意不要长时间保持同一个姿势;睡觉时,不要向患侧侧睡,以免压到患侧肩部。

3. 健康的生活方式 戒烟戒酒,作息规律,尤其是不熬夜;熬夜打麻将、打扑克牌等,对肩部极其不利。坚持长期锻炼,尤其是锻炼肩部的肌肉，对肩部有百利而无一害。

第三节 肩袖损伤

一、疾病概况

肩袖位于肩峰和三角肌的下方，是由肩胛下肌、冈上肌、冈下肌、小圆肌的肌腱组成，形成"袖口"包裹于肩关节的前方、上方、后方，与关节囊紧密相连。

这4块肌肉的肌腱围绕着肩关节，形成像"套袖"一样的结构，因而被形象地称为肩袖（图11-15）。当这些肌腱软组织出现部分损伤或完全损伤时，就被称之为肩袖损伤。肩袖的功能是肩关节外展过程中使肱骨头向关节盂方向靠近，维持肱骨头与关节盂的正常支点。肩袖损伤将减弱甚至丧失这一功能，严重影响肩关节的外展运动。

随着全民运动意识的提高，肩袖损伤的发病率呈逐年增高的趋势，该病成为了引起肩周疼痛、肩关节功能障碍最常见的疾病之一，多见于60岁以上的老年人；而且随着年龄增加，患病的概率也增加。

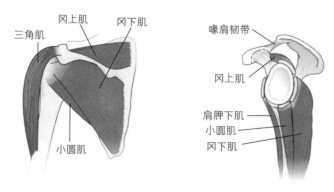

图11-15 肩袖结构

（一）病因

1. 暴力创伤　大部分肩袖损伤都是由于间接暴力引起的，比如摔倒时用手掌撑地、手臂外侧遭受撞击、手臂突然上举等。

2. 慢性劳损　专业运动员及重体力劳动者由于长期过度用肩，反复地撞击和磨损肩关节，逐渐造成了慢性的肩袖损伤。慢性的刺激可以引起肩峰下滑囊炎、无菌性炎症，进而产生疼痛。

3. 供血不足　有研究表明，距离冈上肌止点1厘米左右的区域血供较少，易造成肌肉的局部缺血，从而导致肩袖发生退行性病变。相关解剖研究还发现，该区域出现的缺血情况并非血管不足，而是肩关节处于外展体位时血液供应不足。

4. 退行性病变　随着年龄的增长，老年人的肩袖组织发生退行性病变，提或拉重物等过度活动，甚至轻微受力都可能导致肩袖损伤。

（二）发病机理

该病常发生在经常需要肩关节极度外展的人群之中，比如羽毛球、篮球、自由泳、仰泳、蝶泳、棒球、举重等运动员或是经常练习这些运动的人员。不及时治疗者，可能会出现肩关节不稳或继发性关节挛缩，从而导致肩关节功能障碍。

（三）临床表现

1. 肩部疼痛　对损伤较轻的患者，起初疼痛不明显，随着时间的推移逐渐加重。患者常见三角肌前方及外侧的疼痛，肱骨大结节近侧或肩峰下间隙常会有压痛。在急性期，疼痛剧烈，呈持续性；在慢性期，疼痛呈自发性钝痛。患者常出现"疼痛弧"症状，即当肩关节外展60°～120°时，疼痛加重；在夜间，疼痛也常常加重。

2. **肩关节部位肿胀**　严重者可因局部肌肉、韧带等软组织损伤而发生炎症反应，甚至出血，从而导致肩关节局部出现肿胀。

3. **功能障碍**　对肩袖损伤及肌腱断裂的患者，肩关节主动屈曲及外展活动均受限，活动范围均小于 45°，但被动活动范围无明显受限。

4. **肌肉萎缩**　对病程超过 3 周以上者，肩部肌肉会有不同程度的萎缩，以三角肌、冈上肌及冈下肌的萎缩较常见。

5. **继发性关节挛缩**　对病程超过 3 个月者，肩关节的活动范围会有不同程度的受限，以外展、外旋及屈曲活动受限较明显。

（四）鉴别诊断

1. **肩关节周围炎**　该病多见于 40 ~ 60 岁的女性。大多数患者起病缓慢，少数患者在肩部受到外伤后出现。主要症状为肩关节疼痛及活动受限，与肩袖损伤的症状相似，可出现静息痛及夜间痛，但疼痛范围比较广泛。查体常见肩关节各个方向的主动、被动活动均受限；而肩袖损伤的患者由于疼痛、力量不足等原因，肩关节的主动活动往往受限，但其被动活动通常是正常的。该病的 X 线检查结果无异常，B 超及 MRI 检查显示肩袖结构正常。

2. **肌萎缩型颈椎病**　该病以肩关节外展、屈曲及肘关节屈曲活动障碍为特点。该病的肩部疼痛及手指麻木不明显，非典型患者也可能有轻微疼痛及麻木症状；而肩袖损伤的肩部疼痛明显，患者虽然有肩关节的外展及屈曲活动障碍，但不存在肘关节屈曲活动障碍，肩关节的 B 超及 MRI 检查显示肩袖结构异常。

3. **肩袖钙化性肌腱炎**　该病常见的发病年龄为 30 ~ 60 岁，多见于女性，疼痛可持续多年。多数患者起病缓慢，但也会出现急性发作，表现为无诱因或轻微外伤及过度劳累后出现肩关节剧烈疼痛和活动受限。通常 X 线检查可以确诊该病，MRI 检查可以准确显示钙化灶的大小及部位，可以准确判断肩袖钙化的程度。

二、康复方法

对肩袖损伤急性期的患者，主要治疗方法是肩关节的制动，即用三角巾或石膏将患侧肩部固定，使肩关节保持外展位，避免一些可加重损伤的动作。本节所推荐的锻炼方法适合肩袖损伤慢性期或恢复期的患者来进行适量练习，以促进肩部肌肉力量及运动功能的恢复。

（一）锻炼方法

1. 手顶千斤（图 11-16）

（1）步骤：患者站立，双足分开且与肩同宽，双手握拳置于腰间；然后一手由拳变掌，掌心朝上，慢慢上托，直至手臂伸直且手臂要有向上托举之力，身体稍向下坠，与手臂对抗，犹如头顶上方有一千斤重的石头，保持数秒后手臂缓慢放下，再换另一手重复上述动作。此为 1 次。

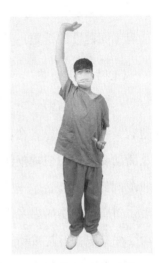

图 11-16　手顶千斤

（2）频次：每天 3 组，1 组 5～10 次。

（3）要领：手臂要有向上托举之力，动作宜缓慢进行；患者根据自身情况调整动作幅度，应循序渐进，切勿急于求成，以免造成肩部软组织进一步损伤。

2. 气聚丹田（图 11-17）

（1）步骤：患者站立，双足分开且比肩稍宽，双手自然下垂至腰间；然后吸气，掌心向上，慢慢上提至与肩同高，同时双腿逐渐下蹲呈马步；呼气，掌心向下，慢慢下按至与腰齐平；再吸气，慢慢起身至站直。此为 1 次。

（2）频次：每天 2 组，1 组 10～15 次。

（3）要领：动作宜缓慢进行，并要搭配上呼吸；注意上提时肩关节发力，下按时掌根发力。

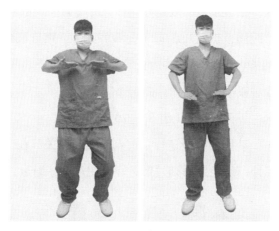

图 11-17　气聚丹田

3. 耸肩绕环（图 11-18）

（1）步骤：患者站立，双足分开且与肩同宽，双手自两侧抬起，交叉环抱于胸前，使指尖触及对侧肩关节，保持不动；然后手臂带动肩关节从前往后做环绕活动 3 圈，再从后往前做环绕活动 3 圈，同时搭配上耸肩动作。此为 1 次。

（2）频次：每天 3 组，1 组 5 ～ 10 次。

（3）要领：动作宜缓慢进行，患者根据自身情况调整旋转幅度。

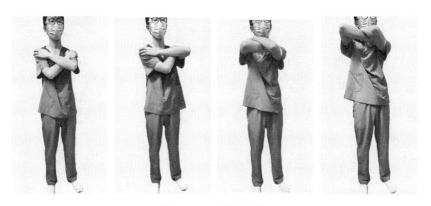

图 11-18　耸肩绕环

4. 旋转乾坤（图 11-19）

（1）步骤：患者站立，双足分开且与肩同宽，双腿下蹲至半蹲位，双手握拳置于腰间；然后一手置于头部前方，拳眼与眼睛相平，另一手置于腰部后方，拳眼置于腰后；置于前者旋向下，置于后者旋向上，保持数秒后双手交换动作。此为 1 次。

（2）频次：每天 2 组，1 组 5 ~ 10 次。

（3）要领：动作宜缓慢进行，重点是感受肩关节在内旋和外旋过程中肌肉的牵伸；拳上用力则效果更好，注意循序渐进。

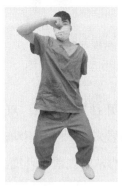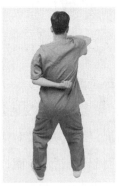

图 11-19　旋转乾坤

5. 弹力带牵伸（图 11-20）

（1）器材：弹力带或弹力绳 1 根。

（2）步骤：患者取坐位，患侧肘关节屈曲约 90°，将弹力带的一端套在患侧肩部，另一端套在患侧腕部；然后肩关节发力，慢慢外旋至一定程度（根据自身情况调整），再缓慢返回。此为 1 次。

（3）频次：每天 3 组，1 组 10 ~ 15 次。

（4）要领：动作宜缓慢进行，呼吸均匀，手臂移动的幅度越大，效果越好；注意

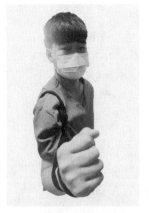

图 11-20　弹力带牵伸

切勿急于求成，应循序渐进。

（二）按摩方法

肩袖损伤属于经筋损伤，通过中医按摩治疗可达到活血通络、舒筋止痛的目的。

具体操作如下（视频 11-4）：

视频 11-4

1. 患者取健侧卧位，按摩者站在患者身后，先采用轻柔的揉法对患侧肩部进行按摩，再采用拿法自上而下地拿捏患侧的肩部肌肉和上臂肌肉，以疏通经络。

2. 患者改为俯卧位，按摩者站在其患侧，先用中等力度点按患侧冈上肌的肌腹部及其肌腱附着处的疼痛点，时间约 3 分钟；再弹拨患侧冈上肌，然后用中等力度拿揉患侧冈上肌，并用拇指、示指、中指轻轻按压疼痛点，时间为 1 ～ 2 分钟；最后采用指推法自外侧向内侧推患侧冈上肌 3 ～ 5 次，时间约 6 分钟。

3. 患者取坐位，患侧上肢自然下垂；按摩者双手握住患侧腕关节上部，顺势拔伸牵引患侧肩关节，在牵引过程中小范围地摇动患侧肩关节，时间为 1 ～ 2 分钟，每分钟摇动 150 ～ 200 次。

4. 按摩者用搓法从患侧肩部到前臂反复上下搓动 3 ～ 5 遍，结束治疗。

（三）其他方法

1. 中药外治法　选用具有活血化瘀、通络止痛功效的药酒或药膏，配合推拿按摩治疗肩袖损伤，一般都可以取得良好的疗效。此外，患者还可采用中药热敷法治疗，即选用一定的药方，将药物粉碎后置于布袋中进行隔锅蒸，然后趁热将布袋敷于患处，通过药力和热力的共同作用，达到活血化瘀、通络止痛、祛风除湿的目的。

三、日常注意事项

1.患者（尤其是老年患者）在休养期间注意多休息，应在无痛范围内进行日常活动，合理使用肩关节，避免过度活动（提重物，如锅、米面等物品）、长期负重、猛然用力或摔倒等情况出现。

2.肩部注意保暖，在夏季，肩部不要直吹空调、风扇；在冬季早晚出门时，患者需要戴围巾或穿高领的衣服。

3.从事或者爱好游泳、举重、排球等运动的人群，应注意控制运动量，在运动前要进行充分的准备活动，保证运动姿势正确。

4.作息规律，合理搭配饮食，保证营养充足。

第四节　肩背肌筋膜炎

一、疾病概况

肩背肌筋膜炎是临床常见疾病之一，患者普遍存在肩背部疼痛、僵硬、活动受限等临床症状。肩部肌肉和背部肌肉由于解剖部位相近，可以将两者看作一个整体。它们的作用是保护和支撑脊柱，保护内脏，并且为我们的肩部活动、上肢活动和腰部活动提供动力。

（一）病因

1. 外伤　患者通常有外伤史，以牵拉伤和关节结构紊乱最为常见。

2. 外感、劳动姿势及生活习惯　风寒侵袭、错误的劳动姿势及不良的生活习惯，都会影响肩关节周围的筋膜组织，导致其发生无菌性炎症等。

3. 失治、误治　肩背部损伤后的失治、误治容易导致肩背部的筋膜劳损，从而引发该病。

4. 退行性病变　骨关节、椎间盘及韧带的退行性变容易导致该病。

（二）发病机理

肩关节是人体活动幅度最大的多轴关节，可以进行屈曲与伸展、外展与内收、内旋与外旋等多个方向的运动，这就需要数量庞大、功能复杂的肌肉来支撑它的活动。由于肩关节灵活度高，承担的运动量大，因此受伤的机会也较多，以牵拉伤和关节结构紊乱最为常见；且肩关节易受风寒侵袭，导致周围软组织发生无菌性炎症等，可牵涉颈部、背部及上臂部，其中以肱二头肌肌腱炎、冈上肌肌腱炎、肱三头肌肌腱炎较为常见。中老年人以肩关节周围炎为代表，主要表现为疼痛和活动受限，疼痛特点为烦痛、夜间较重而影响睡眠，患者十分痛苦。

背部作为直立行走的支柱及躯干运动的枢纽，在人体活动中起着重要的作用。背部有脊柱走行，脊柱前的腹腔内有众多重要的内脏器官，这是背部肌肉丰厚饱满的原因之一。背部肌肉大致分为三层，保护着脊柱和内脏器官，其结构复杂，承担着庞杂的运动和人体二分之一的重量，因此背部肌肉容易发生劳损。有的患者是因外伤所致，如急性腰扭伤，损伤后失治、误治而转成劳损；有的患者是因受风寒侵袭、错误的劳动姿势及不良的生活习惯影响所致；还有为数不少的患者是因骨关节、椎间盘及韧带的退行性病变所致。本节重点讲解肩部及背部的主要肌肉，让大家了解如何对这些肌肉进行放松，从而缓解不适，预防肩部及背部的各种疾病。

肩部的肌肉主要有斜方肌、三角肌、大圆肌、小圆肌、肩胛下肌、冈上肌、冈下肌、肩胛提肌等；背部的肌肉主要有斜方肌、背阔肌、竖脊肌、菱形肌等。

（三）临床表现

颈部、肩部、背部出现广泛性疼痛、酸胀、沉重感及麻木感、僵硬等症状，其可向头后部及上臂部放射。疼痛呈持续性，晨起加重，活动后减轻；临床表现可因感染、疲劳、受凉、受潮等因素加重，遇热可减轻。有时患者可出现颈部及肩部的弹响感，少有活动受限。

查体可见颈部及肩部出现肌紧张，压痛点常在棘突或棘突旁的斜方肌、菱形肌、冈上肌等处；压痛局限，不沿神经走行放射；肩胛冈周围的软组织常出现结节或条索，椎体旁无明显放射痛。该病发病缓慢，病程较长，X线检查多为阴性结果。

（四）鉴别诊断

1. 颈型颈椎病　该病的临床表现主要为颈部出现酸胀、疼痛等不适感，可放射至枕部及肩部，颈部活动受限及肌肉僵硬，头常偏向患侧，颈痛常于晨起、过劳、姿势不良及寒冷刺激后突然加剧。约半数的患者在临床查体中可见颈部活动受限或被迫体位，患处的棘突间或两旁可有轻度压痛，X线检查结果可显示颈椎生理曲度减小或消失。该病有时被称为"急性斜颈"，以颈部疼痛为主，常是突然发病；而肩背部筋膜炎常是隐蔽发病，病程比较长。

2. 神经根型颈椎病　该病首先出现的症状是颈肩部疼痛、后颈部酸痛，并按神经根分布向下放射到上肢部；轻者为持续性酸痛、胀痛，重者可为刀割样疼痛。根据病变节段的不同，患者可出现相应部位的运动和感觉障碍，查体时颈部活动受限，压痛点常在斜方肌、冈上肌、冈下肌、菱形肌等处，臂丛神经牵拉试验常是阳性。X线检查结果可显示椎间隙变窄，钩椎关节增生；MRI检查结果可显示椎间盘突出压迫一侧神经根。该病有上肢神经根性症状，而肩背部筋膜炎没有此症状。

二、康复方法

（一）锻炼方法

1. 十字交手（同图4-14）

（1）步骤：患者坐在椅子上，腰背挺直，双手交叉环抱于胸前，双手掌分别握住对侧肩部；然后在外侧的手臂向内用力，力度以感受到手臂后部的牵伸感为宜，保持30～60秒后双手交换动作。此为1次。

（2）频次：每天2次。

（3）要领：身体保持稳定，不要随手臂的发力而转动，以避免降低牵伸效果。

2. 耸肩画圆（同图4-15）

（1）步骤：患者站立，双足分开且与肩同宽，双手臂自然下垂，放在身体两侧；然后双肩胛骨先向前上方用力，上提至极限后再向后下方用力，下降至极限后又向前上方用力，如此反复20～40遍，肩膀似画圆圈。此为1次。

（2）频次：每天2次。

（3）要领：患者自然呼吸，颈部保持固定，不要随肩部发力而晃动。动作幅度不宜过大，以免对肌肉造成损伤；动作速度不宜过快，着重感受肌肉的牵伸感。

3. 一手撑天（同图4-16）

（1）步骤：患者坐在椅子上或站立，一手臂举过头顶并屈曲约90°，紧贴头部，与头部保持垂直；另一手臂从头后部屈曲并紧贴头后部，抓住垂直侧手臂的肘部，保证垂直侧手臂紧贴耳朵，保持40～60秒后双手交换动作。此为1次。

（2）频次：每天2次。

（3）要领：头部和躯干保持中立位，勿随手臂用力而摇晃；屈曲侧手臂发力适中，勿用猛劲。

4. 背手观音（同图4-17）

（1）步骤：患者站立，双足分开且与肩同宽，一手放于后背，肘部屈曲约90°；另一手也放于后背并抓住屈曲侧手的肘部，向同侧发力，将屈曲侧手向发力侧牵引，保持20～40秒后双手交换动作。此为1次。

（2）频次：每天2次。

（3）要领：身体保持稳定，不要随手发力而转动；发力宜缓，勿用猛劲，感受到屈曲侧手前后部肌肉的牵伸感即可。

5. 半蹲牵伸（同图4-18）

（1）步骤：患者面对门口（或牢固的铁杆），半蹲，双足并拢，一手抓住门框（或铁杆），手臂伸直，身体稳定后双腿逐渐下蹲以降低自身高度，蹲至感受到肩部及手臂部肌肉的牵伸感即可，保持20～40秒后再换另一手重复上述动作。此为1次。

（2）频次：每天2次。

（3）要领：半蹲时，膝盖不要超过足尖，以免对膝盖造成伤害；手臂保持伸直状态，以保证牵伸效果；下蹲的高度根据自身情况而定，患者切勿猛然下蹲，以免对身体造成损伤。

6. 坐地牵伸（同图4-19）

（1）步骤：患者准备瑜伽垫（或大块毛巾）并将其铺在地上，取长坐位，腰背挺直，双腿伸直，躯干稍向后方倾斜；然后双手放在躯干后方并伸直，手掌放在距离髋部30～40厘米处，手指朝前，双手与肩同宽，保持20～40秒。此为1次。

（2）频次：每天2次。

（3）要领：患者保持自然呼吸，双手伸直，切勿弯曲，腰背挺直。

7. 一拜天地（同图 4-20）

（1）步骤：患者准备瑜伽垫（或大块毛巾）并将其铺在地上，跪在瑜伽垫上；然后双腿并拢，臀部自然向后坐在足跟上，身体放松并自然向前趴下，双手自然伸向远端，保持 20～40 秒。此为 1 次。

（2）频次：每天 2 次。

（3）要领：身体向前趴下时，臀部不要离开足跟，感受整个背部的牵伸感。

8. 站姿背部牵伸（同图 4-21）

（1）步骤：患者站立，双足分开且与肩同宽，腰背挺直；然后一肘关节屈曲，使其手掌放于同侧的颈后部；另一手抓住屈曲侧肘部并向同侧发力，保持 20～40 秒后双手交换动作。此为 1 次。

（2）频次：每天 2 次。

（3）要领：腰背挺直，勿弯腰；手发力宜轻缓，勿突然发力。

三、日常注意事项

1. 患者平时应养成良好的生活习惯，注意休息及保暖，避免劳累、外伤及受凉等诱因；应适度锻炼，不要过劳。

2. 待症状明显好转后，患者可在专科医生的指导下进行针灸或按摩等治疗。

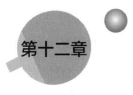

第十二章

上肢相关运动损伤

第一节　网球肘

一、疾病概况

网球肘，又名肱骨外上髁炎，其名字的由来是网球运动员易患该病。如今该病并不是网球运动员的专属了，根据流行病学统计，中国网球肘的发病概率为 1% ～ 3%，好发年龄段为 45 ～ 50 岁。

（一）病因

网球肘在中医学上属于"肘劳""筋伤"的范畴，多因外感六淫及慢性劳损导致瘀阻筋脉所致。西医学的解释为前臂伸肌肌群在抓握东西（如网球拍）时收缩、舒张，过多使用这些肌肉会造成这些肌肉起点的肌腱撕裂、变性和退化。

（二）发病机理

该病更多与繁重而单一的长期劳动方式有关，患病人群主要包括计算机程序员、木匠、屠夫、纺织工人、经常使用重锤的工作者、经常与人握手的政治家、长期劳累的家庭妇女等。该病常因肱骨外上髁处的伸肌总腱附近发生慢性损伤性炎症所致。

（三）临床表现

网球肘的主要症状为逐渐出现的肘部外侧疼痛，疼痛可向前臂放射，有些患者会出现肘部灼热感。手的握力常因疼痛的影响而减弱，极少数的患者活动前臂时会有肘关节弹响，严重者可出现肘关节的屈曲与伸展运动障碍。在大多数情况下，疼痛都是由轻微开始，然后逐渐加剧，尤其是患者进行用力握拳、拧螺丝、拧毛巾、扫地等活动时，局部疼痛更为明显。

（四）鉴别诊断

1. **肱骨内上髁炎**　该病的疼痛部位在肱骨内上髁处，与网球肘的疼痛部位不同。两者的发病机制相似。

2. **神经根型颈椎病**　该病可出现上肢的疼痛，但同时伴有颈部疼痛及颈部活动受限，甚至出现上肢的窜痛、窜麻感；其椎间孔挤压试验阳性，臂丛神经牵拉试验阳性，肘部及前臂外侧近端无压痛点，Mill 试验阴性（网球肘患者的 Mill 试验为阳性）。

3. **旋后肌综合征**　该病和网球肘均有肘部及前臂外侧近端的局部持续性疼痛，但该病的压痛点在桡骨头外侧背面，而网球肘的压痛点在肱骨外上髁处。另外，该病不出现垂腕症状而出现垂指症状，即掌指关节不能伸直，呈 45°屈曲，神经肌电图检查结果可提示前臂骨间背侧神经受累。

二、康复方法

网球肘是一种自限性疾病，所谓自限性疾病，指发展到一定程度后能够自动停止并逐渐好转，靠自身免疫可能会痊愈的疾病，如感冒；但自限性疾病仍需要治疗，不可以任其发展，以免影响到人体其他部位的功能，或者出现并发症，避免出现"小洞不补，大洞吃苦"的情况，所以早期积极治疗很重要。该病常用的康复方法有：手部注意休息及手腕制动、局部按摩理疗、口服消炎镇痛药等。下文介绍一些自我调理的锻炼方法，以助于患者缓解病情。

（一）锻炼方法

1. 单臂砍肘（图 12-1）

（1）步骤：患者站立，双足分开且与肩同宽，双手握拳，屈肘置于两腰外侧；然后患侧上肢开拳变掌，掌心向下，同时伸向健侧肩部前方，再用力使肘关节伸直并向同侧后下方砍去。此为 1 次。

（2）频次：每天 10 ～ 20 次。

（3）要领：动作宜缓慢进行，患者根据自身情况调节力度。

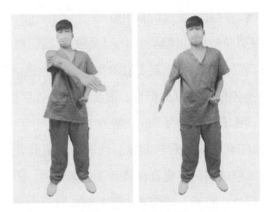

图 12-1　单臂砍肘

2. 屈肘挎篮（图 12-2）

（1）步骤：患者站立，双足分开且与肩同宽，双手握拳，屈肘置于两腰外侧；然后患侧上肢逐渐用力屈曲肘关节至极限后向内勾拳，再慢慢用力伸直手臂。此为 1 次。

（2）频次：每天 10 ～ 20 次。

（3）要领：动作宜缓慢进行，患者根据自身情况调节力度，屈曲肘关节时宜稍微用力。

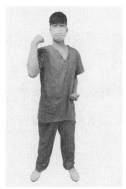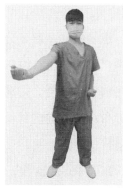

图 12-2　屈肘挎篮

3. 左右开弓（图 12-3）

（1）步骤：患者站立，双足分开且与肩同宽，双手自然下垂；然后双前臂旋前并向内屈肘约 90°，使掌心朝向前外方，同时慢慢上举到手指置于眼前，肘尖稍低于肩的位置；再缓慢用力将双手掌向左右两侧分开，同时胸部前挺如开弓状，分开时上臂注意保持不动。此为1 次。

（2）频次：每天 10～20 次。

（3）要领：动作宜缓慢进行，呼吸保持均匀；注意在前臂用力将双手掌向左右两侧分开时，上臂保持不动。

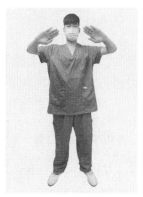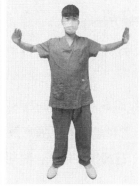

图 12-3　左右开弓

4. 仙人摇扇（图 12-4）

（1）步骤：患者站立，双足分开且与肩同宽，双手自然下垂；然后患侧上肢握拳，肘关节屈曲约 90°，使前臂处于中立位，上臂紧贴胸壁；继而患侧肩关节外展，带动前臂向外移动至最大限度后保持片刻，随后内收，带动前臂向内移动至最大限度后保持片刻；最后恢复中立位，如摇扇状。此为 1 次。

（2）频次：每天 10～20 次。

（3）要领：动作宜缓慢进行，患者忌用猛力，可根据自身情况调节力度。

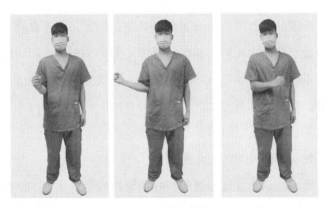

图 12-4　仙人摇扇

（二）按摩方法

此按摩方法适合由家属或护理人员操作，患者采取仰卧位或坐位。

具体操作如下（视频 12-1）：

1. 操作者在患者的压痛点及前臂中上段桡侧背面（拇指侧）行拇指按揉法，时间约 3 分钟。

2. 按压患侧的曲池、手三里、肘髎、合谷 4 个穴位，每穴按压约 2 分钟。

视频 12-1

3. 在压痛点及患处周围行弹拨手法（用拇指反复按摩）5 ~ 10 分钟（此时疼痛感较明显）；沿患侧肘部及前臂行一指禅推法（以拇指指端着力于治疗部位，通过指间关节的屈伸和腕关节的摆动，使产生的力持续作用在治疗部位上，操作时操作者注意沉肩、垂肘、悬腕、掌虚、指实、紧推、慢移）5 ~ 8 分钟；在患处行大鱼际揉法约 5 分钟；在患侧肘部及前臂桡侧背面行小鱼际揉法和擦法 5 ~ 10 分钟。

4. 搓抖患侧上肢，结束按摩。

按摩治疗隔天进行 1 次，每次按摩时间约 30 分钟，一般 4 ~ 5 次后患者可明显好转。

【附】

取穴

1. 曲池　屈肘约 90°，掌心向胸，在肘横纹桡侧端的末梢处；按压时有酸痛感。

2. 手三里　屈肘约 90°，在肘横纹桡侧端的末稍下 2 寸处。

3. 肘髎　在曲池上方 1 寸处。

4. 合谷　将一手拇指的远侧横纹的内侧面卡在另一手虎口处，并向下按压，其指尖处即为该穴；按压时有明显的胀痛感。

三、日常注意事项

1. 在日常生活和工作中，手部注意不要用猛力。

2. 拧瓶盖、开罐头等动作可以借助工具完成。

3. 患者平时注意锻炼手部肌肉，可有效预防网球肘；痊愈后避免过度运动及外伤，以免复发。

第二节 腱鞘炎

一、疾病概况

在日常生活中，有人时常出现活动手指时关节有弹响声，感到手指灵活性下降并伴有疼痛；或者桡骨茎突出现疼痛，前臂及拇指出现放射痛，活动腕关节及拇指时疼痛加剧，上肢不能提起重物；亦或者肩部出现疼痛，肩关节活动受限，疼痛位置主要位于肩关节前面，到夜间后，疼痛会逐渐加剧，患者常因疼痛而失眠。上述三种情况大概率是腱鞘炎的表现，严谨来说分别是屈指肌腱狭窄性腱鞘炎、桡骨茎突狭窄性腱鞘炎以及肱二头肌长头腱鞘炎的表现。

（一）病因

腱鞘炎大多为外伤、劳损所致，所以运动员、长时间做家务及抱小孩的劳动者、长时间使用鼠标的人多发该病。

（二）发病机理

当手部固定在一定位置做重复、过度的活动时，肌腱和肌鞘之间经常发生摩擦，以致其水肿、变性，从而引起内腔狭窄，导致腱鞘炎。

（三）临床表现

临床表现主要为局部疼痛及肿胀、放射痛、活动受限等。如活动时指间关节有弹响声，手指灵活性下降并伴有疼痛；或者桡骨茎突处出现疼痛甚至病理性隆起，前臂及拇指出现放射痛，活动腕关节及拇指时疼痛加剧，上肢不能提起重物；或者肩部出现疼痛，肩关节不能正常活动，到夜间后，疼痛会逐渐加剧，影响睡眠，甚至造成失眠。

（四）鉴别诊断

1.腱鞘囊肿　该病早期的临床表现主要为手腕背侧或桡侧疼痛及活动受限，出现肿物，其质硬，边界清楚，移动度差。病因常常是关节反复劳损导致关节液从关节囊内渗出，或是腱鞘的慢性炎症导致液体增多；肿物的内容物常为白色的胶冻样液体。

2.肩袖损伤　由于年龄因素或反复劳损，导致肩关节周围的肌肉、肌腱损伤。临床表现主要为肩关节疼痛及主动活动受限。早期其被动活动正常，晚期则主动活动和被动活动均受限。

二、康复方法

（一）按摩方法

1. 屈指肌腱狭窄性腱鞘炎（视频12-2）

（1）操作者用一手拇指在患处轻轻按揉约5分钟，顺序为由外入里、由浅入深，力度为由小到大、由轻及重。

视频12-2

（2）操作者另一手的拇指及示指捏住患侧拇指并按揉，迫使患侧拇指做被动屈曲、伸展运动，当突然听到粘连腱鞘有撕裂声和松解声时，力度由重到轻，再反复按揉约30分钟。

（3）每日按摩1次。

2. 桡骨茎突腱鞘炎（视频12-3）

（1）操作者在患侧前臂伸肌肌群桡侧（范围：肘部至腕部，偏向拇指的那一侧）施用滚法，自上而下地滚10遍左右。

视频12-3

（2）依次点按患侧的手三里、偏历、阳溪、列缺和合谷5个穴位，每个穴位点按约30秒钟。

（3）用拇指重点按揉患侧桡骨茎突及其上方、下方，时间约5分钟；再在桡骨茎突及其周围缓慢轻擦，时间不限，以局部及其周围发热为度。

（4）每日按摩 1 次，每次约 30 分钟。对急性损伤者，力度宜轻；对陈旧性损伤者，力度应以患者能忍受为度。

3. 肱二头肌长头腱鞘炎（视频 12-4）

（1）患者取坐位，操作者站于患者的患侧后面（以右侧为例），首先操作者用手法（一指禅、弹拨、搓法、击法）放松患侧肩部及上臂部肌肉，时间约 5 分钟；然后用右手握住患侧腕部，将左手拇

视频 12-4

指置于患侧肩部背面，用左手示指、中指、无名指用力按压患侧结节间沟处的肱二头肌长头腱，同时使患侧手臂伸直，时间约 5 分钟；再用右手牵动患侧手臂，使患侧肩关节做环转运动，时间约 5 分钟。

（2）双手分别置于患侧肩部的前后两侧，行旋转揉法，时间为 5 ~ 10 分钟。

（3）双手一前一后地从患侧肩部向上臂及前臂行揉法及擦法，时间约 5 分钟。

（4）每日按摩 1 次，每次约 30 分钟。

三、日常注意事项

1. 患者注意休息及保护患处，避免提重物及反复使用手腕、手指的活动。

2. 用温水洗手、洗衣服，避免冷水及低温、潮湿的环境刺激。

3. 生活习惯规律，不要熬夜，避免吹空调及劳累。

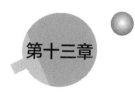

第十三章

腰背部相关运动损伤

第一节　常用锻炼方法和常见疾病预防方法

一、概况

　　婴儿在学会走路之前，久病卧床的病人在进行站立训练之前，都必须经历独立坐的阶段。想要独立坐得稳，必然要有相对强健的腰部；且对直立行走，腰部也起着决定性的作用。腰部的力量不仅支撑着我们坐和行走，还是很多体育运动的发力之源。学过武术的人都应该知道，强有力的出拳和侧踢都要从腰部发力，挥舞球拍也需要一个稳固的腰部来发挥力量。

　　腰部的活动不如颈部灵活，但是它的稳定性强于颈部，这和它"承上启下"的作用相关，即向上支撑着胸部、肩部、颈部、上肢、头面部，向下连接着骨盆、下肢。腰部肌肉和椎体稳固、强健，是其发挥作用的基础。腰椎前面有腹主动脉、下腔静脉、腰升静脉，腰椎管内有脊髓下段、马尾神经，且下肢的神经均从腰骶部发出。由此可见腰部的重要性，所以我们需要保护好腰部的椎体、肌肉、韧带、筋膜等组织。其常见疾病为腰椎侧弯、腰椎间盘突出症、腰肌劳损、腰背肌筋膜炎等。

　　腰椎与颈椎类似，其稳定性除了需要椎体、椎间盘、韧带、相关肌肉等结构来维持外，还与脊柱整体稳定性有关。骨盆、胸椎乃至颈椎的形态对腰椎的稳定性同样重要，比如骨盆前倾时，腰椎会代偿性过屈；胸椎侧弯会改变整个脊柱的力学动态平衡，腰椎也会做出相应的代偿性改变。一方面这需要我们在锻炼的过程中有整体观念，另一方面可针对腰部肌肉单独进行自我调整。腰部复杂的肌肉、筋膜等结构连接着身体的上半部分及下半部分，甚至影响着头颈部、膝部、踝部关节的功能，所以腰肌的锻炼既是为了腰部的健康，又是为了整体的健康。

长时间低头可能是颈椎病的罪魁祸首，那么久坐就是腰椎疾病的大敌。现代生活及工作方式的变化，让我们需要长时间坐着办公及娱乐。久之则肌筋膜弹性改变，产生肌筋膜病，使腰肌力量失衡，进而形成腰椎间盘突出症，以压迫神经，导致下肢疼痛，甚至大小便失禁、瘫痪等严重后果。

腰部的运动主要是前屈、后伸、侧屈、旋转，这些运动的完成主要是以腰部肌肉为支撑，背部肌肉和腹部肌肉起到协调作用。腰部的肌肉主要为腰方肌、多裂肌、腰大肌、胸最长肌、腰髂肋肌、背阔肌等。

二、常用锻炼方法

（一）动态肌肉锻炼

1. 大鹏展翅（图 13-1）

（1）步骤：患者站立，双足分开且与肩同宽，并保持不动，双手向左右两侧伸直展开并上举，掌心向上；然后上身向左侧转，双目注视左手，稍停后再向右侧转，双目注视右手。此为 1 次。

（2）频次：每天 2 组，1 组 10 次。

（3）要领：转体动作宜缓慢进行，转体幅度可根据自身情况进行调节。

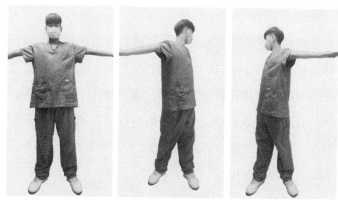

图13-1　大鹏展翅

2. 仰天俯地（图13-2）

（1）步骤：患者站立，双足分开且与肩同宽，双手掌托住腰部，上身后仰，如仰面观天状；稍停后，双手十指交叉于腹前，掌心向下，再弯腰前俯，双手掌也随之尽量下按，但不着地，同时头部向上抬，双目注视前方，保持10秒左右，最后恢复原位。此为1次。

（2）频次：每天2组，1组10次。

（3）要领：动作宜缓慢进行，逐渐发力，患者感受到腰部肌肉的牵伸感即可。

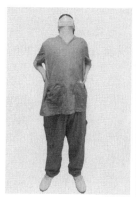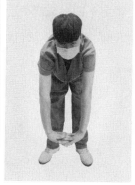

图13-2　仰天俯地

3. 小桥流水（图 13-3）

（1）步骤：患者仰卧，双腿自然屈曲且分开至与髋同宽，双足放松，平踩地面，双手自然置于身体两侧；先吸气，同时双足跟踩地发力将臀部抬高，带动尾骨开始抬高，沿脊柱向上逐渐抬高，直到膝部、髋部、肩部在一条直线上；稍停后再呼气，同时胸部放松，从上逐节向下落，直至恢复原位。此为 1 次。

（2）频次：每天 2 组，1 组 10 次。

（3）要领：呼吸与动作相配合，抬高和下落时，脊柱都是逐节运动；若患者无法完成此动作，做一部分即可，量力而行，循序渐进。

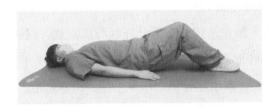

图 13-3　小桥流水

4. 猫式屈伸（图 13-4）

（1）步骤：双膝跪于垫上，髋关节屈曲，双手向前方伸直并置于垫上，使头部、颈部、胸部及腰部尽量与地面平行，头部向上抬，双目注视前方，腰部下凹；先呼气，同时低头耸肩，腰部上拱；稍停后再吸气，同时头部向上抬，双目注视前方，腰部下凹。如此反复，1个呼吸为 1 次。

（2）频次：每天 2 组，1 组 10 次。

（3）要领：全身放松，动作匀速。

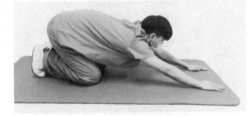

图 13-4　猫式屈伸

5. 背飞如燕（图 13-5）

（1）步骤：患者俯卧，双手置于身体前方并伸直，双腿微分开并伸直；然后上身和下肢同时向上抬离瑜伽垫，抬离至极限后稍停顿，再缓慢落下。此为 1 次。

（2）频次：每天 2 组，1 组 10 次。

（3）要领：动作与呼吸相配合，抬起时吸气，下落时呼气；抬起时下背部、腰部应有肌肉挤压的收缩感。若患者无法完成此动作，可先抬起上身，再抬起下肢，交替练习，待腰部力量增强后再做完整动作。

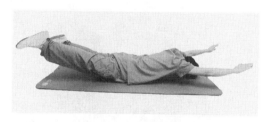

图 13-5　背飞如燕

（二）静态肌肉牵伸

1. 手脚相顾（图 13-6）

（1）步骤：患者站立，双足分开且与肩同宽，双手十指交叉于腹前，掌心向下；然后头部向下低，使下巴内收，双手臂伸直，弯腰前俯，使双手掌尽量触碰地面，停留约 20 秒后恢复原位。此为 1 次。

（2）频次：每天 2 次。

（3）要领：此锻炼也可以取坐位，双膝关节屈曲约 90°，双手臂伸直，弯腰前俯，使双手掌尽量触碰足尖。刚开始牵伸时，双

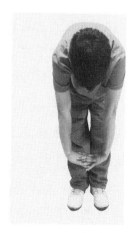

图 13-6　手脚相顾

手无法触及地面者，牵伸至腰部开始有牵伸感即可，注意保持呼吸均匀。

2. 俯卧上冲（图 13-7）

（1）步骤：患者俯卧，双手掌按于垫上，双手臂伸直，以撑起上身，头部向上抬，双下肢紧贴瑜伽垫，保持约 20 秒。此时，腹部肌肉有牵伸感，腰部肌肉有收缩感。此为 1 次。

（2）频次：每天 2 次。

（3）要领：患者放松，双手臂伸直向上撑起时头部、颈部、胸部同时用力，使上身抬离瑜伽垫。

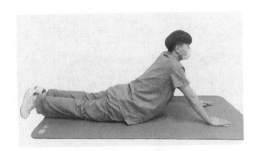

图 13-7　俯卧上冲

3. 俯卧沉腰（图 13-8）

（1）步骤：患者俯卧，胸部下方垫 1 个约 30 厘米高的枕头，腰部自然下沉，双手置于臀部，保持约 10 分钟。此为 1 次。

（2）频次：每天 2 次。

（3）要领：此锻炼无需腰部及肢体用力。症状严重者可先垫高胸部或大腿部，症状缓解后再将两者同时垫起；症状较轻者，开始则可

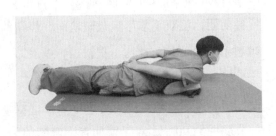

图 13-8　俯卧沉腰

同时垫高胸部及大腿部。

4. 展望星空（图13-9）

（1）步骤：患者侧卧，双手屈肘并置于双耳侧旁，在上面的一侧腿屈髋、屈膝并置于身体前面，在下面的一侧腿伸直；然后在上面的一侧手朝头上方伸直并带动上身缓慢向同侧转，直至上身呈仰卧位。另一侧锻炼方法同理，双侧交替完成为1次。

（2）频次：每天2组，1组2次。

（3）要领：动作宜缓慢进行，重点是感受腰部及大腿外侧肌肉的牵伸感。

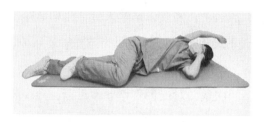

图13-9　展望星空

【附】

泡沫轴放松（视频13-1）

（1）器材：泡沫轴1个。

（2）步骤：患者仰卧，将泡沫轴置于腰部下方，双腿屈髋、屈膝，双手交叉抱肩，双腿发力，支撑臀部，使其抬离瑜伽垫，推动身体前后滚动。

视频13-1

（3）频次：每天1次，1次滚动30～40下。

（4）要领：动作不宜过快及过重，若患者在某处感觉疼痛难忍，不要强行滚压，应及早就医检查。

三、常见预防方法

1.本节介绍的锻炼方法，可作为健身、久坐及家务后的护腰练习，锻炼者均需量力而行，必要时可咨询医生。

2.久坐及久站对腰椎都是伤害，养成良好的坐姿习惯对保护腰椎十分重要。首先保持正确坐姿（胸部挺起，腰部直立，不可弓着腰，双腿屈膝约 90°，使小腿垂直于地面，不可跷二郎腿），正确坐姿可以减轻腰部肌肉的压力。其次避免久坐，长时间保持一个姿势，容易引起腰背部肌筋膜炎，正确的做法是坐半小时后站起来走走或原地做一些牵伸腰背部的运动。需要久站的人群，比如老师、售货员等，可以将双脚交替置于踏板上，使腰部肌肉放松；还可以经常热敷腰部，以促进血液循环，缓解疲劳。

3.选择合适的床垫，对保护腰椎非常重要。太软的床垫会让人的臀部、腰部、背部塌陷进去，没有支撑作用，这样如同弓着腰，长此以往，腰部肌肉定然会紧张、损伤，甚至僵硬。由于人体脊柱呈 S 形，腰部向前凸出，睡太硬的床垫时腰部及臀部的着力点在骶骨、髋骨，背部的着力点在肩胛骨，腰部仍然是悬空的，没有支撑，得不到很好的休息，所以睡太硬的床垫对腰椎有利的说法是错误的。我们可以根据一个简单的方法来选择床垫，即平躺后把一只手伸进腰下面，以不能轻松抽出为宜。弹簧床垫中选用独立包装的弹簧床垫较好。

4.锻炼身体，强健肌肉。肌肉的力量和弹性有巩固腰椎的作用，现代锻炼提出核心力量的概念，即增强脊柱两侧肌肉的力量和弹性。也可以练习中国传统活动，如太极拳、八段锦、五禽戏等，这些活动轻松、缓慢，在放松身心的同时可以改善肌张力，减少肌筋膜粘连。

第二节　腰背部肌筋膜炎

一、疾病概况

腰背部肌筋膜炎主要表现是腰背部肌肉出现弥漫性疼痛及僵硬，可伴随活动受限、发凉等症状，严重者可伴随臀部疼痛，一般不伴随下肢疼痛。疼痛的特点是晨起疼痛加剧，白天活动后减轻，夜间又加剧。久坐、受寒及受潮后病情加重，双侧的腰部肌肉可有明显压痛点，甚至可触及结节状物体。

（一）病因

首先潮湿、寒冷的气候环境，是最多见的病因，湿冷可使腰背部肌肉痉挛，导致局部血管收缩、缺血及水肿，从而引起局部纤维浆液渗出，最终形成纤维素性炎。其次劳损为另一重要的病因，长时间保持某一姿势，如久坐或久站等，会引起神经及肌肉的微损伤。再者挫伤、扭伤、拉伤等外伤没有得到合理的治疗及充分的休养，会形成明显的触痛点而引起疼痛。而且脊柱发生退行性病变，如发生骨质疏松症等，会导致脊柱强度及稳定性下降而引起慢性炎症，以致发生该病。其他如病毒感染、风湿病的肌肉变态反应等，都是诱因。

（二）发病机理

不当的环境、不良的生活习惯、不科学的锻炼方法，皆可使腰背部的肌筋膜受损，受损后局部血管收缩、缺血及水肿，从而引起局部纤维浆液渗出，最终形成纤维素性炎。由于局部发生纤维化改变，使软组织处于高张力状态，以致肌肉出现微小的撕裂性损伤，而且纤维样组织会挤压局部的毛细血管和末梢神经，从而出现疼痛。

（三）临床表现

1. **疼痛**　临床表现主要为腰背部肌肉出现弥漫性钝痛，尤其以双侧髂前上棘上方的位置更为明显。肌筋膜一旦发生炎症性病变，就会对周围的交感神经产生刺激作用，从而引起不同程度的疼痛。

2. **肿胀**　由于滑膜等软组织受到炎性改变的影响，会使渗液速度加快，部分无法被及时吸收的浆液会在患处积聚，所以患处出现肿胀、发热等现象。

3. **肌肉僵硬**　肌筋膜是存在于肌肉的结缔组织，当发生炎症时，除了疼痛外还会伴随僵硬，甚至其内出现结节状物体。

（四）鉴别诊断

1. **腰椎间盘突出症**　该病是由于腰椎间盘的各部分（髓核、纤维环），出现不同程度的退行性病变后，在外力因素的作用下，纤维环破裂，髓核从破裂之处突出（或脱出）于后方或椎管内，导致相邻的脊神经根遭受刺激或压迫，从而产生腰部疼痛，一侧下肢或双侧下肢麻木及疼痛等一系列临床表现的脊椎疾病。该病以第 4～5 腰椎、第 5 腰椎～第 1 骶椎的发病率最高，约占 95%。

2. **腰椎峡部裂**　该病为腰椎的一侧或双侧椎弓上下关节突之间的峡部骨质缺损或不连续所致，亦称椎弓峡部裂或峡部不连。患者多为青少年，女性发病率约为男性发病率的 4 倍，原因可能为女性腰部肌肉、韧带相对较薄弱，同时又有孕产等因素。发病部位多位于第 4 腰椎或第 5 腰椎，两者也可同时发生，其裂隙宽度不一，断端呈锯齿状或圆钝状，可有骨桥形成，缺损处常被纤维软骨组织所填补。

3. **腰椎管狭窄症**　该病是由于腰椎的椎管或椎间孔狭窄，因此腰椎神经组织受压、血液循环障碍，进而出现以臀部或下肢疼痛，神经源性跛行，伴或不伴腰痛症状的一组综合征。该病主要源于腰椎的退行性病变，好发于 50 岁以上的体力劳动者，男性多于女性，发病部位多位于第 4 腰椎与第 5 腰椎之间的椎管。

二、康复方法

（一）锻炼方法

1. 猫式屈伸（同图 13-4）

（1）步骤：双膝跪于瑜伽垫上，髋关节屈曲，双手向前方伸直并置于瑜伽垫上，使头部、颈部、胸部及腰部尽量与地面平行，头部向上抬，双目注视前方，腰部下凹；先呼气，同时低头耸肩，腰部上拱；稍停后再吸气，同时头部向上抬，双目注视前方，腰部下凹。如此反复，1 个呼吸为 1 次。

（2）频次：每天 2 组，1 组 10 次。

（3）要领：全身放松，动作匀速。

2. 手脚相顾（同图 13-6）

（1）步骤：患者站立，双足分开且与肩同宽，双手十指交叉于腹前，掌心向下；然后头部向下低，使下巴内收，双手臂伸直，弯腰前俯，使双手掌尽量触碰地面，停留约 20 秒后恢复原位。此为 1 次。

（2）频次：每天 2 次

（3）要领：此锻炼也可以取坐位，双膝关节屈曲约 90°，双手臂伸直，弯腰前俯，使双手掌尽量触碰足尖。刚开始牵伸时，双手无法触及地面者，牵伸至腰部开始有牵伸感即可，注意保持呼吸均匀。

3. 俯卧上冲（同图 13-7）

（1）步骤：患者俯卧，双手掌按于垫上，双手臂伸直，以撑起上身，头部向上抬，双下肢紧贴瑜伽垫，保持约 20 秒。此时，腹部肌肉有牵伸感，腰部肌肉有收缩感。此为 1 次。

（2）频次：每天 2 次。

（3）要领：患者放松，双手臂伸直向上撑起时头部、颈部、胸部同时用力，使上身抬离瑜伽垫。

（二）按摩方法

1. 按揉后溪（视频 13-2）

（1）步骤：患者取坐位，然后定穴（后溪位于手掌尺侧第 5 掌指关节近端约 1 厘米处），将按揉部位按压在桌子边缘；再左右摆动手腕，使手掌随之摆动，通过桌子边缘按压的力按揉此穴，时间约 5 分钟。左右两侧都需要按揉，此为 1 次。

视频 13-2

（2）频次：每天 3 次。

（3）要领：患者可利用零碎时间做此按摩，左右两侧可同时进行，也可分别进行，动作匀速，力度以感到微痛为佳。中医学认为后溪属于八脉交会穴之一，通督脉，按揉此穴可温通督脉，不仅能改善腰背部冷痛的症状，还能改善颈椎的不适症状。

2. 按揉委中（视频 13-3）

（1）步骤：患者取坐位或俯卧位，然后定穴（委中位于膝关节后面，腘窝中点处），可以请家人帮忙或自行按揉此穴，时间约 5 分钟。左右两侧都需要按揉，此为 1 次。

视频 13-3

（2）频次：每天 2 次。

（3）要领：俯卧位时腰背部肌肉放松，左右两侧可同时进行，也可分别进行。

3. 按揉腰部（视频 13-4）

（1）步骤：患者取坐位或立位，将双侧手掌握拳置于命门（第 2 ~ 3 腰椎棘突之间），以掌指关节划圈式地按揉此部位，先顺时针向内按揉 9 下，再逆时针向外按揉 9 下。此为 1 次。

视频 13-4

（2）频次：每天 2 次。

（3）要领：动作以缓慢柔和为宜。

4. 按揉足底（视频 13-5）

（1）器材：筋膜球 1 个，凳子 1 张（视情况而定，若双足不能着地，可借助凳子进行，如视频 AM27）。

视频 13-5

（2）步骤：患者取坐位，双小腿垂直地面，在一足底放置 1 个筋膜球，做前后滚动动作，不可使球脱离足底，时间约 5 分钟。双足交替完成动作为 1 次。

（3）频次：每天 2 次。

（4）要领：力度稍轻，以足底筋膜有牵伸感为宜；为保证平衡及按摩效果，应单足分开练习。

三、日常注意事项

1. 注意保护腰背部，其不可对着空调、风扇直吹，避免受到潮湿、寒冷刺激。

2. 患者平时可多练习中国传统健身活动，如太极拳、八段锦、五禽戏等，这些健身活动轻松、缓慢，在放松身心的同时还能改善肌张力，减少肌筋膜粘连。

第三节　腰椎间盘突出症

一、疾病概况

腰椎间盘突出症（简称腰突）的常见症状是腰部一侧或双侧疼痛，呈刺痛，如针扎般痛，疼痛位置固定，持续时间长，前屈活动受限；站立或平躺时症状减轻，久坐或前屈时加剧。患者还可出现臀部疼痛，严重者甚至出现坐骨神经痛，即沿坐骨神经走向，引起下腰部、臀部、大腿后面、小腿外侧和足部外侧的放射痛，在打喷嚏和咳嗽等腹压增高的情况下疼痛会加剧。病情特别严重者，甚至会大小便失禁及双下肢感觉障碍，即不完全瘫痪。

（一）病因

1. 椎间盘的退行性病变是基本因素　髓核的退行性病变主要表现为含水量的降低，并可因失水引起椎间关节失稳、松动等小范围的病理改变；纤维环的退行性病变主要表现为坚韧程度的降低。

2. 损伤　长期、反复的外力造成轻微损害，加剧了退行性病变的程度。

3. 椎间盘自身的弱点　在成年之后，椎间盘逐渐减少血液循环，其修复能力差，使其退行性病变加快，在某种可诱发椎间隙压力突然升高的因素的作用下，弹性较差的髓核可能会穿过已变得不太坚韧的纤维环，造成髓核突出。

4. 遗传因素　腰椎间盘突出症有家族性发病的报道。

5. 腰骶先天异常　包括腰椎骶化、骶椎腰化、半椎体畸形、小关节畸形和关节突不对称等。上述异常可使下腰椎承受的应力发生改变，从而引起腰椎间盘内压升高，导致其损伤。

6. 诱发因素　在椎间盘退行性病变的基础上，某种可诱发椎间隙压力突然升高的因素可致髓核突出。常见的诱发因素有腹压增加、腰部姿势不正确、突然负重、妊娠、受寒和受潮等。

（二）发病机理

椎间盘位于两个椎体之间，是一个具有流体力学特性的结构，由髓核、纤维环和软骨板三部分构成；其中髓核为中央部分，纤维环为周围部分，软骨板（也称软骨终板）为上、下部分，直接与椎体骨组织相连。单个完整的腰椎间盘的厚度为 8 ～ 10 毫米。纤维环分为外、中、内三层，外层由胶原纤维带组成，内层由纤维软骨带组成；纤维环的前面部分和两侧部分最厚，几乎等于后面部分的两倍，后面部分最薄，但一般也有 1 ～ 2 层纤维；纤维环呈斜行紧密分层排列，包绕髓核，像一盘旋的弹簧，使上、下椎体相互连接，并使髓核的液体成分不流失，维持髓核的位置和形状；纤维环可能因长期姿势不当或外部冲击而发生松动，一旦纤维环松动，髓核就易发生移位，从而压迫或刺激神经，导致腰椎间盘突出症。软骨板为透明、无血管的软骨组织，在椎体的上面及下面各有一个，其平均厚度约为 1 毫米，在中心区的软骨板更薄，呈半透明状，位于椎体骨后环内；软骨板内无神经组织，因此软骨板损伤后，既不会出现疼痛，也不会自行修复，如同髋、膝关节的关节软骨一样，可以承受及缓冲压力，起保护骨组织的作用，但无自行修复的功能；同时，软骨板还可被视作半渗透膜，在渗透压下水分可以扩散到椎间盘内，以补充水分。在胎儿时期，纤维环和髓核的水分含量分别约为 80% 和 90%；在 20 岁以前，椎间盘内有血管分布，其后血管逐渐消失，水分含量也逐年降低；到 30 岁时水分含量分别降至约 60% 和 75%。

（三）临床表现

1. 腰痛　几乎大部分患者都会出现腰痛。一部分患者自觉腰部持续性钝痛，平卧时腰痛减轻，站立时加剧，一般情况下患者尚可忍受，可适度活动腰部或慢步行走；另一部分患者出现突发的腰部痉挛样剧痛，难以忍受，需要卧床休息，这种剧痛会严重影响到生活和工作。

2. 下肢麻木、发冷、跛行　下肢麻木、发冷及跛行的情况也较常出现。下肢麻木在很多情况下会与疼痛并发，少数患者可表现为单纯性麻木；一部分患者自觉下肢发冷、发凉。

3. **腿部放射痛**　约五分之四的患者会出现腿部放射痛的情况,其常在腰痛减轻或消失后出现。具体表现为由腰部至大腿后面及小腿外侧的放射性刺激或麻木感,直达足底部;严重者可出现由腰部至足部的电击样剧痛,同时多伴有麻木感。疼痛较轻者可行走,呈跛行状态;疼痛较重者需要卧床休息,取屈腰、屈髋、屈膝位的姿势比较多。

4. **马尾神经症状**　主要见于中央型髓核脱出症的患者,临床上比较少见。具体表现为会阴部麻木、刺痛,大小便功能障碍;女性患者可出现尿失禁,男性患者可出现阳痿,严重者可出现大小便失控及双下肢不完全瘫痪。

(四)鉴别诊断

1. **腰背部肌筋膜炎**　该病主要表现为腰背部弥漫性钝痛,尤以双侧腰肌及髂嵴上方更为明显;还可表现为局部发凉、皮肤麻木、肌肉痉挛和运动障碍。疼痛特点是:晨起加剧,日间减轻,夜晚又加剧;长时间不活动、活动过度、劳累、气候变化均可诱发疼痛。查体时患处有明显的局限性压痛点,触摸此点可引起疼痛并向其他地方放射,医生有时甚至可触摸到肌筋膜内有结节状物体。

2. **腰椎峡部裂**　该病为腰椎的一侧或双侧椎弓上下关节突之间的峡部骨质缺损或不连续所致,亦称椎弓峡部裂或峡部不连。患者多为青少年,女性发病率约为男性发病率的4倍,原因可能为女性腰部肌肉、韧带相对较薄弱,同时又有孕产等因素。发病部位多位于第4腰椎或第5腰椎,两者也可同时发生,其裂隙宽度不一,断端呈锯齿状或圆钝状,可有骨桥形成,缺损处常被纤维软骨组织所填补。

3. **腰椎管狭窄**　该病是由于腰椎的椎管或椎间孔狭窄,因此腰椎神经组织受压、血液循环障碍,进而出现以臀部或下肢疼痛,神经源性跛行,伴或不伴腰痛症状的一组综合征。该病主要源于腰椎的退行性病变，好发于 50 岁以上的体力劳动者，男性多于女性，发病部位多位于第 4 腰椎与第 5 腰椎之间的椎管。

二、康复方法

（一）锻炼方法

腰背部肌筋膜炎的锻炼方法同样适用于腰椎间盘突出症，以增强肌肉弹性、核心肌力及关节灵活性。此外，腰椎间盘突出症的康复还应改善腰椎体的形态。

1. 小桥流水（同图 13-3）

（1）步骤：患者仰卧，双腿自然屈曲且分开至与髋同宽，双足放松，平踩地面，双手自然置于身体两侧；先吸气，同时双足跟踩地发力将臀部抬高，带动尾骨开始抬高，沿脊柱向上逐渐抬高，直到膝部、髋部、肩部在一条直线上；稍停后再呼气，同时胸部放松，从上逐节向下落，直至恢复原位。此为 1 次。

（2）频次：每天 2 组，1 组 10 次。

（3）要领：呼吸与动作相配合，抬高和下落时，脊柱都是逐节运动；若患者无法完成此动作，做一部分即可，量力而行，循序渐进。

2. 背飞如燕（同图 13-5）

（1）步骤：患者俯卧，双手置于身体前方并伸直，双腿微分开并伸直；然后上身和下肢同时向上抬离瑜伽垫，抬离至极限后稍停顿，再缓慢落下。此为 1 次。

（2）频次：每天 2 组，1 组 10 次。

（3）要领：动作与呼吸相配合，抬起时吸气，下落时呼气；抬起时下背部、腰部应有肌肉挤压的收缩感。若患者无法完成此动作，可先抬起上身，再抬起下肢，交替练习，待腰部力量增强后再做完整动作。

3. 俯卧沉腰（同图 13-8）

（1）步骤：患者俯卧，胸部下方垫 1 个约 30 厘米高的枕头，腰部自然下沉，双手置于臀部，保持约 10 分钟。此为 1 次。

（2）频次：每天 2 次。

（3）要领：此锻炼无需腰部及肢体用力。症状严重者可先垫高胸部或大腿部，症状缓解后再将两者同时垫起；症状较轻者，开始则可同时垫高胸部及大腿部。

（二）按摩方法

腰背部肌筋膜炎的按摩方法同样适用于腰椎间盘突出症。此外，如下按摩方法还可以改善由该病引起的腰痛、下肢痛等症状。

1. 按扣承扶（视频 13-6）

（1）步骤：患者取立位，先找到疼痛侧的承扶这个穴位（位于大腿根部，臀下横纹中点处），再将双腿分开，同侧手握拳，以按扣该穴，时间约 10 分钟，此为 1 次。患者也可以取俯卧位，请家人帮忙按扣该穴。

视频 13-6

（2）频次：每天 2 次。

（3）要领：按扣要有力，在压至最大程度时稍停留。

2. 按扣环跳（视频 13-7）

（1）步骤：患者取俯卧位，先找到疼痛侧的环跳这个穴位（位于股骨大转子最高点与骶管裂孔连线的中外 1/3 交点处），再将同侧手握拳，以按扣该穴，时间约 10 分钟，此为 1 次。患者也可以请家人帮忙按扣该穴。

视频 13-7

（2）频次：每天 2 次。

（3）要领：按扣要有力，在压至最大程度时稍停留。

3. 固肾强腰（视频 13-8）

（1）步骤：患者取立位，双手自然展开，手指朝下；双手掌先放置在其对应的后腰部，再上下揉搓，时间以腰部微微发热为宜（约 10 分钟），此为 1 次。

（2）频次：每天 2 次。

（3）要领：揉搓速度可稍快，时间以腰部微微发热为宜；老年人因皮肤松弛，需要垫布进行，以防止搓伤局部皮肤。

视频 13-8

三、日常注意事项

1. 注意腰背部保暖，患者久坐时可以将垫子放在腰部后面，以支撑腰部。

2. 患者尽量避免弯腰搬重物，必须捡拾地面物件时，可以采取屈髋、屈膝的下蹲姿势来捡拾物件，切忌长时间弯腰劳作。

3. 腰椎间盘突出不等同于腰椎间盘突出症，两者需要在专业医师的诊断下相鉴别。不建议患者盲目接受手术治疗；半年保守治疗无效，大小便失控，下肢麻木、疼痛严重的患者可考虑手术治疗。

4. 患者切记：不能久坐、久站、久行、久立。平时适当地锻炼腰背部肌肉的力量，从而保护腰椎间盘。

第四节　腰椎管狭窄症

一、疾病概况

该病是由于腰椎的椎管或椎间孔狭窄，因此腰椎神经组织受压、血液循环障碍，进而出现以臀部或下肢疼痛，间歇性跛行，伴或不伴腰痛症状的一组综合征。该病主要源于腰椎的退行性病变，好发于 50

岁以上的体力劳动者,男性多于女性,发病部位多位于第4腰椎与第5腰椎之间的椎管。

(一)病因

1. 原发性腰椎管狭窄　主要由出生后腰椎管的后部结构出现发育障碍所致,这种发育障碍一般为特发性或生长过程中存在的软骨发育不全。

2. 继发性腰椎管狭窄　主要由腰椎的退行性病变、医源性损害、创伤及其他椎弓峡部裂并椎体滑脱等所致。

3. 混合性腰椎管狭窄　是任何原发性、继发性腰椎管狭窄及腰椎间盘突出症的组合。

(二)发病机理

腰椎管、神经根管及椎间孔变形或狭窄而引起腰椎神经组织受压、血液循环障碍,以致该病发生。

(三)临床表现

1. 缓发隐匿性腰腿痛　站立及行走时腰腿痛加剧,蹲下、弯腰及卧床时减轻。

2. 间歇性跛行　该症状是该病的典型症状,呈进行性加剧,注意与血管性跛行相鉴别。

3. 马尾神经症状　严重者可出现该症状,具体表现为尿频、尿急或排尿困难,下肢不完全瘫痪,马鞍区麻木,肛门括约肌松弛、无力,阳痿。

4. 阳性体征　腰背伸试验阳性,亦可见下肢感觉异常,肌肉萎缩,肌力减退。医生需要注意患者的主诉症状多而临床阳性体征少,甚至引不出反射,或反射减弱、消失。

（四）鉴别诊断

1. 神经性跛行　神经性跛行的疼痛性质为混合绞痛及下肢烧灼感。疼痛不易缓解，部位多位于下腰部、臀部及下肢，常见由近端至远端的放射痛；站立、行走及腰部后伸时疼痛加剧，下蹲、坐位及弯腰时减轻，上坡行走时消失。对神经系统进行检查，结果偶有异常，通常不对称，直腿抬高试验及股神经牵拉试验罕见阳性，足背动脉搏动存在或对称性减弱，皮肤正常。

2. 血管性跛行　血管性跛行的疼痛性质多为紧张性绞痛。疼痛缓解迅速，部位多位于小腿后面，常见由远端至近端的放射痛；行走及骑自行车时疼痛加剧，站立时或停止活动后减轻，上坡行走时又加剧。对神经系统进行检查，结果极少异常，如有异常多呈对称性，直腿抬高试验及股神经牵拉试验阴性，足背动脉搏动减弱或消失，多呈非对称性，皮肤出现毛发减少。

二、康复方法

（一）锻炼方法

1. 小燕飞（图 13-10）

（1）步骤：患者俯卧，双手臂尽可能用力向脚的方向伸直，掌心朝上，双肩向内上方夹紧，头颈部保持自然状态；吸气时双手臂及双腿同时抬起，呼气时落下。此为 1 次。

（2）频次：每天 3 组，1 组 5～10 次。

（3）要领：双手臂及双腿抬起时，以腹部为支点，同时向上抬，像角弓反张的动作；动作与呼吸相搭配。老年人做此动作应注意安全，如果不能做得很标准，可以只做双下肢的逐一抬起再落下。

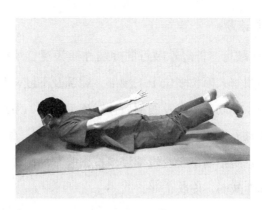

图 13-10　小燕飞

2. 五点支撑（图 13-11）

（1）步骤：患者仰卧，双腿伸直，双手臂置于身体两侧，双手掌平放在瑜伽垫上，掌心朝下；然后双腿微分开，与髋同宽，双膝屈曲，双足踩地；先徐徐呼气，双手臂不动，同时臀部收紧，尾骨内收，臀部、腰部、背部依次缓缓抬起，离开地面，如同拱桥一般；最后背部、腰部、臀部依次缓缓落下的同时，肩胛骨朝着脊椎中心线靠紧。此为 1 次。

（2）频次：每天 3 组，1 组 5～10 次。

（3）要领：整个动作以头部、足跟部、肘部作为支点，抬起时患者尽量抬平膝关节和腹部。

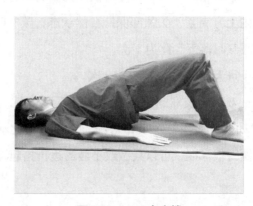

图 13-11　五点支撑

（二）外治法

1. 手法治疗 手法治疗具有舒筋活络、活血化瘀、松解粘连、温经散寒、滑利关节等功效，可以改善局部血液循环，促进神经根周围水肿吸收，使症状得以缓解或消失。常用的手法有按揉法、穴位点压法、㨰法、提捏法、蹬腿牵引法、腰部按抖法、直腿屈腰法等，具体选用何种手法，可根据病情判断；但手法宜轻柔，禁用强烈的旋转手法。脊柱棘突两侧施行拇指弹拨法与拇指推揉法，能松解痉挛的骶棘肌，加快局部血液循环，为其他治疗手法做准备，由于刺激着力点在脊神经根处，可使血清中镇痛因素（内啡肽）的含量增加，所以能减轻疼痛。硬膜囊矢状径与椎管长度均为伸展位比屈曲位短，腰椎在屈曲时能增加椎管容量，减慢其退行性病变的速度，因此可研究相应的手法治疗腰椎管狭窄症。

2. 针灸治疗 针灸治疗具有舒经活络、行气活血等功效，可以改善周围组织的营养状态，促进和加强神经损伤的恢复，加快硬膜囊及周围软组织充血和水肿症状的消退，缓解对神经根的压迫和刺激。根据经络辨证，腰椎管狭窄症大多属足太阳膀胱经病证；若出现会阴部或大腿内侧疼痛、二便功能障碍，则多属足厥阴肝经、足少阴肾经病证；若出现下肢肌肉萎缩，则多属足阳明胃经病证。临床多选用肾俞、志室、气海俞、命门、腰阳关、环跳、承扶、委中、阳陵泉、承山、昆仑等穴位进行针疗治疗，亦有选用当归注射液、川芎注射液、丹参注射液对这些穴位或痛点进行注射治疗。

（三）手术治疗

病情发展到一定程度，患者会出现明显的间歇性跛行，这会严重影响到生活和工作，非手术治疗不能彻底缓解症状，加之影像学检查结果显示腰椎管狭窄严重，则考虑行手术治疗。该病的手术治疗比非手术治疗具有更加显著的临床疗效。

1. 手术指征　①神经根痛或间歇性跛行等症状严重影响到生活和工作；②存在客观神经损害体征，同时 MRI 与 CT 检查结果均显示病变与症状相一致；③症状持续存在且严格非手术治疗 3 个月后症状无改善。

2. 手术目的　缓解疼痛，增加腰椎活动能力，预防神经功能进一步损害，提高生活质量。

三、日常注意事项

1. 避免长期久坐，特别是俯身前倾的久坐；避免弯腰提重物及久站。

2. 患者需要定期进行复查，按医嘱使用一定的药物和行康复训练、理疗。如果腰椎管狭窄严重，已压迫脊髓和神经时，患者应特别注意保护腰部，避免外伤；如果该病影响下肢的活动比较严重，患者需要检查清楚后进行手术治疗。

3. 若患者有条件，待检查清楚后，并且不疼痛的情况下，进行适当的补钙。同时，应积极锻炼腰背部肌肉的力量，可改善腰部功能。

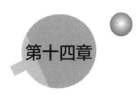

第十四章

下肢相关运动损伤

第一节　滑囊炎

一、疾病概况

滑囊炎指滑囊发生了急性或者慢性炎症，导致相应症状的一种疾病，长期从事较重体力活动的人容易发生该病。滑囊是充满滑膜液的囊状间隙，位于组织间产生摩擦的部位，如肌腱或肌肉经过骨突起的部位。滑囊对正常运动有润滑作用，可减少各部位之间的摩擦力，从而增加关节的匹配度。滑囊炎多发生在肩部（肩峰下滑囊炎、三角肌下滑囊炎），其他常见发病部位有鹰嘴（矿工肘）、髌前（主妇膝）或髌上、跟腱（跟腱滑囊炎）、髂耻部、坐骨部（裁缝或织工臀）、大转子和第一跖骨头。

（一）病因

滑囊炎可以由损伤引起，一部分是直接暴力损伤；另一部分是关节活动过度，经反复、长期、持续的摩擦和压迫，使滑囊劳损。另外，感染病灶所带的致病菌可引起化脓性滑囊炎，痛风可合并鹰嘴及膝关节部位的髌前滑囊炎，肿瘤也可能引起滑囊炎。

（二）发病机理

滑囊是位于人体摩擦频繁或压力较大处的一种缓冲结构，其外层为纤维结缔组织，内层为滑膜，平时囊内有少量滑液，以利滑动。长期、持续、反复、集中和力量稍大的摩擦和压迫是产生滑囊炎的主要原因；病理变化为滑膜水肿、充血及增厚，病变部位呈绒毛状，滑液增多，囊壁纤维化等。

（三）临床表现

临床表现主要为无明确原因而在关节或骨突起部位逐渐出现一圆形或椭圆形包块，其缓慢长大伴压痛；部位浅者，可扪及清楚边缘，有波动感，局部皮肤无炎症；部位深者，边界不清，有时可被误诊为实质性肿瘤。当受较大外力后，包块可较快增大，伴剧烈疼痛，局部皮肤有红热，但无水肿。对包块进行穿刺，慢性期为清晰黏液，急性损伤期为血性黏液；若包块因皮肤磨损而继发感染，则患者出现化脓性炎症表现。该病需要与结核性滑囊炎，类风湿性滑囊炎相鉴别。常见的滑囊炎有以下几种：

1. 坐骨结节滑囊炎　该病又称编织臀，是一种常见病、多发病，多见于体质瘦弱而久坐的中老年人中，以女性多见。临床表现主要为坐位时坐骨结节（坐位时臀部下方可摸到的骨头）处疼痛不适，严重者不能坐，少数病人的不适症状可以放射到大腿后部，局部常可出现囊性肿块。

2. 股骨大转子滑囊炎　临床表现主要为髋关节外侧的疼痛（活动时明显），髋关节活动受限及局部肿胀，伴有局部皮肤温度升高。

3. 肩峰下滑囊炎　该滑囊顶部附着于肩峰和喙肩韧带的下面及三角肌深部，其底部附着于肱骨大结节和肩袖上。急性发作时肩部出现广泛疼痛及活动受限，活动时局部疼痛加剧，尤其在肩关节外展、内旋时，若疼痛较重可导致睡眠质量下降；慢性发作时，疼痛多不明显，疼痛部位往往不在肩关节而放射到三角肌止点，肩关节活动有一定受限。

4. 跟骨后滑囊炎　该病可以发生在跟腱与局部皮肤之间的潜在间隙，也可以发生在跟腱前方与跟骨之间的间隙。其发病与体重过大、运动过多有关；既往有痛风的人，更容易患该病。临床表现主要为足跟后侧出现疼痛、压痛。

二、康复方法

（一）按摩方法

1. 坐骨结节滑囊炎（视频 14-1）

（1）患者取俯卧位，操作者开始在患者臀部施以轻柔的掌揉法，使患者逐渐适应；然后找到坐骨结节，采用指揉法，拇指压揉患处 10 分钟左右。

视频 14-1

（2）采用肘揉法，压揉患处数次，并注意患者对疼痛的忍受程度。

（3）患者取健侧卧位，患侧腿在上并弯曲，另一条腿伸直；操作者用空拳或空掌扣打患处，自上而下地推擦周围数次，时间以局部微微发热为宜。

2. 股骨大转子滑囊炎（视频 14-2）　患者取健侧卧位，操作者先采用㨰法放松臀部外侧肌肉，然后按摩患处，配合局部热敷。用力大小和时间长短视患者的病情而定。

视频 14-2

（二）术后康复训练（视频 14-3）

康复训练是一个循序渐进的过程，患者不可急于求成，训练时应避开术区所在的关节部位，避免因其过度活动而引起滑囊炎复发。其他部位可进行以下三方面的练习：

1. 踝部屈伸训练　患者取仰卧位，双腿伸直，双踝关节先自然下垂，然后背屈至最大限度，再缓慢跖屈至最大限度，反复进行至双腿疲劳。

视频 14-3

2. 股四头肌收缩训练　患者取仰卧位，双腿伸直，然后用力收缩大腿肌肉，保持 3 ～ 5 秒后放松，反复进行至双腿疲劳。

3. 直腿抬高训练　患者取仰卧位，双腿伸直，患侧腿慢慢抬高至与床面成 15°～ 30° 角后放下，反复进行至患侧腿疲劳。

第二节　髋关节滑膜炎

一、疾病概况

髋关节滑膜炎由非特异性炎症所引起，以急性、短暂的髋关节疼痛、肿胀、跛行为主要特征。该病主要在儿童中发生，临床病名很多，如一过性滑膜炎、单纯性滑膜炎、急性短暂性滑膜炎、小儿髋关节扭伤、小儿髋关节半脱位、髋掉环等。

（一）病因

多数患者在发病前有髋关节的过度外展及外旋、劳累或感受外邪史，如跳皮筋、跳跃、奔跑、劈叉、体操等运动损伤。

（二）发病机理

儿童的股骨头尚未发育成熟，髋关节活动度比较大，关节囊比较松弛，当髋关节受到过度外展牵拉时，股骨头就会从髋臼内被拉出一部分。而关节腔的内负压作用，可将髋关节内侧松弛的关节滑膜、关节内的脂肪及韧带等吸入关节腔内，所以当股骨头恢复原来位置时，由于部分组织嵌顿于关节腔内，使关节不能完全复原，因而引起髋关节短暂的急性肿痛及渗液的滑膜炎症。为了减轻嵌顿滑膜或脂肪、韧带所受的压迫，骨盆出现代偿性倾斜，使患侧腿呈假性变长，患儿不敢放开脚步行走。

中医学认为该病是正气受损，卫外不固，风寒湿邪乘虚而入，使关节脉络不通，气血运行受阻而致。

（三）临床表现

1. 起病　大多起病急骤，起病前患儿多有蹦、跳、滑、跌等外伤史。

2. 症状体征　髋关节疼痛、肿胀，跛行，可伴有同侧大腿内侧及膝关节的疼痛。髋关节囊的前方及后方均可有压痛，髋关节处于屈曲、内收、内旋位，被动内旋、外展及伸直时活动受限且疼痛加剧，而且股内收肌群出现不同程度的痉挛。身体摆正后患者可见骨盆倾斜，双下肢长短不齐，患侧腿比健侧腿长 0.5 ~ 2 厘米。个别患者可见发热，持续数天，严重者类似急性关节感染。

3. X 线检查　结果显示髋关节囊阴影膨隆，关节腔积液严重时股骨头向外侧移位，关节间隙增宽，无骨质破坏。

4. 髋关节穿刺检查　穿刺液透明，细菌培养阴性。

5. 关节囊滑膜组织检查　结果显示非特异性炎症变化。

6. 实验室检查　少数患者的白细胞计数可增高，红细胞沉降率（简称"血沉"）略快；多数患者的白细胞计数和血沉均正常，结核菌素试验阴性，抗链球菌溶血素 O 在正常范围以内。

（四）鉴别诊断

1. 髋关节滑膜结核　该病有明显的结核中毒症状。初起症状为髋部疼痛，患侧髋关节活动受限，跛行，髋关节屈曲挛缩试验阳性。X线检查结果显示关节囊肿胀，关节间隙稍宽或窄，晚期可发展为骨关节结核，骨质破坏明显。

2. 化脓性髋关节炎　该病起病急，初起可见高热、寒战等症状，白细胞计数及中性粒细胞升高，血沉加快，有败血症表现。患者还可出现患侧髋关节疼痛、活动受限，患侧腿短缩、屈曲畸形，关节穿刺可抽出脓性液体，细菌培养可见化脓菌。

3. 风湿热合并髋关节炎　该病多表现为多发性、游走性关节痛，伴有高热，关节症状较重，血沉加快，抗链球菌溶血素O升高。

4. 股骨头骨骺炎　髋关节活动轻度或中度受限，X线检查结果显示股骨头骨骼密度增高或碎裂，股骨颈变短、变宽。

二、康复方法

（一）按摩方法（视频14-4）

患者取仰卧位，操作者站于患侧，双手分别握住患者的患侧膝部及踝部，首先发力使患侧腿弯曲；在患者处于无痛状态下再使患侧髋关节做外展、外旋、内收、内旋运动；最后将患侧腿拉直，按摩患处，以活血通络，解除局部肌肉痉挛，防止肌肉萎缩。

视频14-4

三、日常注意事项

1. 患者多卧床休息，禁止做跑、跳或者弓步等活动。

2. 治疗期间饮食应均衡，患者可多食富含维生素、蛋白质及清淡易消化的食物，可进食新鲜的水果及蔬菜、牛奶、稀饭、菜汤等，尽量避免食用辛辣、肥腻的食物。

第三节　各种膝关节损伤

膝关节损伤往往是骨质增生、积液、滑膜炎、半月板损伤、韧带损伤等多种损伤交织在一起的疾病，常见症状有关节肿胀、疼痛、活动受限等，患者多有外伤史。慢性期的自我康复方法多是锻炼膝关节周围的肌肉，减轻关节承重压力，以增强关节血运，增加关节活动度，减缓关节磨损等。一般情况下，各种膝关节损伤急性发作期的患者，多疼痛剧烈，肿胀明显，应及时去医院就诊；慢性期或康复期的患者，可在医生的指导下尝试本书中的康复方法。本节就膝关节滑膜炎、半月板损伤、副韧带损伤、髌下脂肪垫损伤、髌骨软骨软化5种膝关节的损伤进行阐述。

一、各种常见损伤概况

（一）膝关节滑膜炎

膝关节滑膜炎为因膝关节扭伤或其他损伤后引发的无菌性炎症，产生的积液无法由膝关节内滑膜吸收，导致膝关节发生肿胀、疼痛、皮温升高、活动受限等症状。若滑膜形态改变，侵袭关节软骨，则患者有患骨性关节炎的风险。

（二）半月板损伤

半月板位于膝关节内，被韧带连接于胫骨平台两侧，呈游离状态，有增加关节稳定性和缓冲震荡的作用；其形状为边缘较厚，中心较薄（图14-1）。除边缘部分损伤后可以自行修复外，其他部位损伤后不能自行修复。青年人的半月板损伤一般由运动损伤引起,如快速扭转、弹跳落地等,还可由外伤引起,如摔倒、绊倒等;老年人的半月板损伤多由半月板发生退行性病变,加之膝关节常年累月地摩擦引起。在急性期,膝关节有明显疼痛、肿胀、积液、活动受限;在慢性期,肿胀、积液消退,活动时膝关节仍有疼痛及弹响,久站后其出现交锁现象(膝关节卡住不能动弹)。急性期的患者应该到正规医院就诊,必要时进行手术治疗,一般需要支具固定,避免留下后遗症。若老年人的症状较严重且不缓解时,则需要医生评估后决定其是否进行手术治疗。

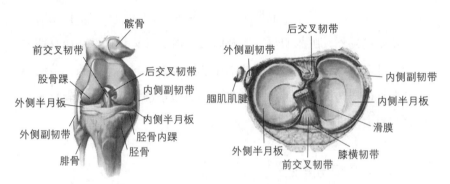

图14-1　膝关节及半月板示意图

(三)副韧带损伤

膝关节内侧与外侧各有一条副韧带附着,两者共同维持着膝关节的稳定。副韧带损伤一般以膝关节肿胀、疼痛、皮下瘀斑、明显压痛、活动受限为主要症状,患者多有明显的外伤史。一旦出现外伤且怀疑为副韧带损伤的患者,就一定要到正规医院的骨科就诊。轻度或中度损伤的患者,需要支具固定或石膏固定;只有完全断裂或合并半月板损伤及交叉韧带损伤的患者,需要手术修补。在急性期患者不可自行训练和按摩,在后期可在医生的指导下进行康复训练。

（四）髌下脂肪垫损伤

髌下脂肪垫位于髌骨下方及髌韧带的深层（图 14-2）。该病的好发人群为体重过大且爱好运动的青壮年；该病常由外伤引起，也可由膝关节其他疾病，如半月板损伤、滑膜炎等引起；一般以膝关节疼痛、肿胀、活动受限等为主要症状。

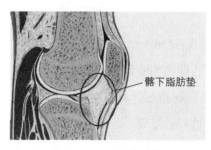

髌下脂肪垫

图 14-2　髌下脂肪垫

（五）髌骨软骨软化

髌骨软骨软化主要由髌骨软骨发生退行性病变所致，以膝部不适，髌骨后方疼痛及膝内侧隐痛为主要症状。活动时疼痛加剧，继而患者自觉髌骨有摩擦感。该病是一种退行性疾病，多见于青壮年及中年妇女，女性发病率高于男性发病率。

二、康复方法

（一）锻炼方法

1. 平卧抬腿（图 14-3）

（1）步骤：患者仰卧，双腿伸直；然后患侧腿抬起，并收紧大腿部肌肉，使其与地面呈约 30°角，保持约 5 秒后缓慢放下。此为 1 次。

（2）频次：每天 2 组，1 组 30 次。

（3）要领：大腿部肌肉（主要为股四头肌）有收缩感。

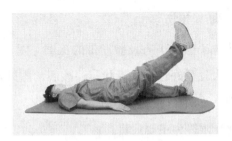

图 14-3　平卧抬腿

2. 侧卧抬腿（图 14-4）

（1）步骤：患者取健侧卧位，患侧腿居上，双腿伸直或双膝关节可微屈曲；然后患侧腿抬起，并收紧大腿部肌肉，使其与地面呈约30°角，保持约5秒后缓慢放下。此为1次。

（2）频次：每天2组，1组30次。

（3）要领：大腿部肌肉有收缩感。

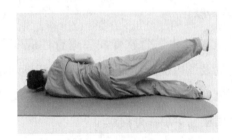

图 14-4　侧卧抬腿

3. 半蹲转膝（图 14-5）

（1）步骤：患者站立，双足跟并拢，双膝关节并拢并微屈曲，身向前俯，双手掌按于膝上，目视前下方；然后双膝关节先顺时针回旋5次，再逆时针回旋5次，最后恢复原位。此为1次。

（2）频次：每天3次。

（3）要领：双膝关节微屈曲，双足不动，双手掌不必过于用力按膝。

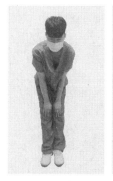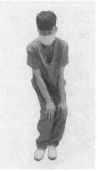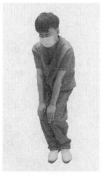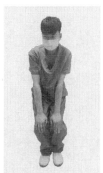

图 14-5 半蹲转膝

4. 股四头肌牵伸（图 14-6）

（1）步骤：健侧手扶固定的物体（椅背、墙边等）以作为支撑，面向前；然后患侧手抓患侧踝部，并将其拉向臀部，健侧腿不要弯曲，腰部不要扭转，保持30～60秒后缓慢放下。此为1次。

（2）频次：每天2组，1组3次。

（3）要领：腰背挺直，健侧腿不要弯曲。

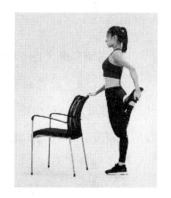

图 14-6 股四头肌牵伸

5. 弓步压腿（图 14-7）

（1）步骤：患者站立，双手自然下垂；然后健侧腿向前跨出一大步，呈弓步状，同时患侧腿蹬直，双手掌相叠按于健侧膝部；继而身体慢慢下沉，尽量使健侧膝关节屈曲，一松一压30下后恢复立位。此为1次。

（2）频次：每天早晚各1次。

（3）要领：动作宜缓慢进行，患者尽量将膝关节压至可承受的最大范围，但不可操之过急，以免造成软组织拉伤。

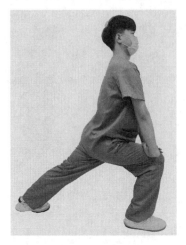

图 14-7　弓步压腿

6. 靠墙静蹲（图 14-8）

（1）步骤：患者靠墙下蹲至髋关节及膝关节屈曲约 90°，双足分开且与肩同宽，双小腿与地面垂直，双足尖指向正前方，保持约 30 秒后恢复立位。此为 1 次。

（2）频次：每天 21 次。

（3）要领：背部贴墙，双足不要呈内八字或外八字。

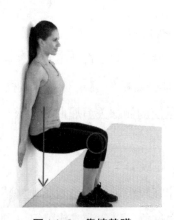

图 14-8　靠墙静蹲

7. 提踵远眺（图 14-9）

（1）步骤：患者站立，双足尖同时踮起，使双足跟抬起，保持约 5 秒后缓慢落下，像远眺一样。此为 1 次。

（2）频次：每天 2 组，1 组 20 次。

（3）要领：足尖踮起时小腿的后部肌肉有收缩感，前部肌肉有牵伸感。

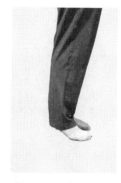

图 14-9　提踵远眺

8. 节拍律动（图 14-10）

（1）步骤：患者平卧，双腿伸直；然后患侧足尖下压（踝关节跖屈）至最大程度，稍停顿后再慢慢勾回（踝关节背屈）至最大程度，稍停顿后恢复原位。此为 1 次。

（2）频次：每天 2 组，1 组 20 次。

（3）要领：足尖勾回时小腿的后部肌肉有牵伸感，前部肌肉有收缩感。

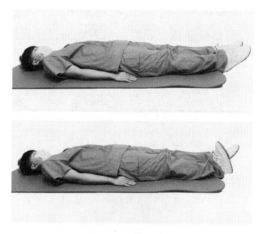

图 14-10 节拍律动

9. 无痛屈伸（图 14-11）

（1）步骤：患者坐在椅子上，双小腿自然垂直于地面；然后患侧小腿逐渐抬起至最高点，稍停顿后缓慢落下。此为 1 次。

（2）频次：每天 2 组，1 组 20 次。

（3）要领：患者在无痛范围内做此动作，待练习到股四头肌的肌力增强到一定程度时，可在患侧踝关节上面放置 1 公斤左右的沙袋来进行练习。

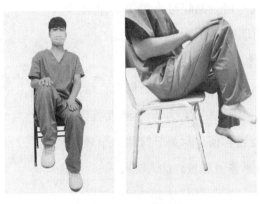

图 14-11　无痛屈伸

10. 金鸡独立（图 14-12）

（1）步骤：患者站立，若平衡性较差，双手可扶栏杆或墙壁，以保持平衡；然后健侧腿屈膝、屈髋，抬离地面，使患侧腿单脚站立，保持约 20 秒后缓慢落下。此为 1 次。

（2）频次：每天 2 次。

（3）要领：患者应在无痛范围内做此动作。

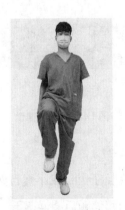

图 14-12　金鸡独立

（二）按摩方法

1. 梁丘伏兔（视频 14-5）

（1）步骤：患者取坐位，屈膝约90°，先找到患侧的梁丘这一穴位（在髌底外侧上2寸处），自行按揉约2分钟；再找到患侧的伏兔这一穴位（在髌底外侧上6寸处），自行按揉约2分钟。此为1次。

视频14-5

（2）频次：每天2次。

（3）要领：按揉应均匀、有力、持久，以穴位有酸胀感为佳。

2. 血海浮沉（视频 14-6）

（1）步骤：患者取坐位，屈膝约90°，找到患侧的血海这一穴位（在大腿内侧，髌底内侧上2寸，当股四头肌内侧头的隆起处），自行按揉约2分钟。此为1次。

视频14-6

（2）频次：每天2次。

（3）要领：按揉应均匀、有力、持久，以穴位有酸胀感为佳。

3. 双眼如炬（视频 14-7）

（1）步骤：患者取坐位，屈膝约90°，找到患侧的膝眼这一穴位（在髌韧带两侧的凹陷中，在内侧的称为内膝眼，在外侧的称为外膝眼），自行按揉约2分钟。此为1次。

视频14-7

（2）频次：每天2次。

（3）要领：按揉应均匀、有力、持久，以穴位有酸胀感为佳。

4. 钻木取火（视频 14-8）

（1）步骤：患者取坐位，双腿可伸直或自然下垂，双手掌放在患侧膝关节上，来回揉搓约2分钟。此为1次。

视频14-8

（2）频次：每天 2 次。

（3）要领：快速揉搓，以膝关节微微发热为佳。

5．仙鹤顶立（视频 14-9）

（1）步骤：患者取坐位，双腿自然下垂，找到患侧的鹤顶这一穴位（在髌底的中点上方凹陷处），自行按揉约 2 分钟。此为 1 次。

视频 14-9

（2）频次：每天 2 次。

（3）要领：按揉应均匀、有力、持久，以穴位有酸胀感为佳。

6．二泉映月（视频 14-10）

（1）步骤：二泉是指阴陵泉和阳陵泉这两个穴位。患者取坐位，先找到患侧的阴陵泉这一穴位（在膝关节内下方，胫骨内侧髁后下方的凹陷处），自行按揉约 2 分钟；再找到阳陵泉这一穴位（在膝关节外下方，腓骨头前下方的凹陷处），自行按揉约 2 分钟。此为 1 次。

视频 14-10

（2）频次：每天 2 次。

（3）要领：按揉应均匀、有力、持久，以穴位有酸胀感为佳。

7．委中求全（视频 14-11）

（1）步骤：患者取坐位，找到患侧的委中这一穴位（在膝关节后侧，腘横纹中点处），自行按揉约 2 分钟。此为 1 次。

视频 14-11

（2）频次：每天 2 次。

（3）要领：按揉应均匀、有力、持久，以穴位有酸胀感为佳。

8. 鹰抓髌骨（视频 14-12）

（1）步骤：患者坐于床上，双腿伸直，一手呈鹰爪形，抓握患侧髌骨并向上提，稍停顿后放手。此为1次。

视频 14-12

（2）频次：每天早晚各1组，1组20次。

（3）要领：膝关节放松，大腿部的肌肉放松。

三、日常注意事项

1. 患者可使用护膝等来保护膝关节，还可热敷膝关节以活血化瘀。

2. 膝关节的康复训练以加强下肢肌肉的力量为主。训练前患者可热敷大腿周围及小腿前后侧的肌肉，训练后可使用泡沫轴或筋膜枪放松肌肉。

3. 在疾病前期，膝关节不可过度屈曲及伸展，应在无痛范围内活动。

4. 患者注意减轻膝关节的负荷，如减少提重物或爬楼梯、爬山等，以免增加膝关节承重，加速半月板磨损。

第四节　踝关节扭伤

一、运动、解部及疾病概况

（一）踝关节运动

踝关节由胫骨、腓骨下端的关节面与距骨滑车构成。踝关节可通过横贯距骨体的冠状轴做背屈及跖屈运动。通常，踝关节处于中立位时，足与小腿间的角度为90°；踝关节做背屈运动时，足与小腿

间的角度小于 90°；踝关节做跖屈运动时，足与小腿间的角度大于
90°。踝关节做跖屈运动时还可做一定范围的内收及外展运动。踝关
节的运动方式及关节活动度如图 14-13 所示。

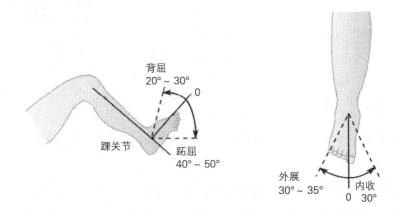

图 14-13　踝关节运动示意图

（二）踝关节韧带解剖

踝关节周围韧带根据其解剖位置可以分成三组。

1. **外侧副韧带（图 14-14）**　外侧副韧带属于复合韧带，包括：
距腓前韧带，跟腓韧带，距腓后韧带。

（1）距腓前韧带：起于外踝前缘，向前下方斜行，止于距骨颈外
侧面，厚度为 2～2.5 毫米。踝关节处于中立位时距腓前韧带与足的
长轴平行，与小腿的长轴垂直。主要作用是限制距骨前移。

（2）跟腓韧带：起于外踝尖，向后下方斜行，止于跟骨外侧面。
主要作用是限制跟骨内翻。

（3）距腓后韧带：起于外踝后部的外踝窝，水平向后止于距骨后
突，是外侧副韧带中最强壮的韧带。主要作用是限制距骨后移。

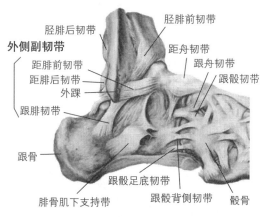

图14-14　踝关节外侧副韧带及其他结构示意图

2. 内侧副韧带（图 14-15）　内侧副韧带也称为三角韧带，属于复合韧带，呈扇形结构，由大量成束的纤维构成，有浅层和深层两层纤维。其大致由胫距后韧带、胫跟韧带、胫舟韧带、胫距前韧带四部分组成，均起于内踝，分别止于距骨、跟骨、舟骨，被胫后肌覆盖中、后部分韧带。

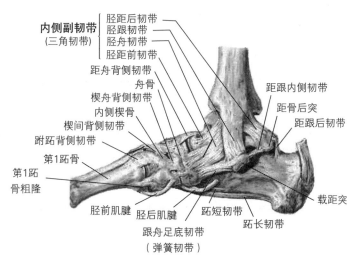

图14-15　踝关节内侧副韧带及其他结构示意图

3. 下胫腓联合韧带（图 14-16）　由四部分组成，包括骨间韧带、下胫腓前韧带、下胫腓后韧带、下胫腓横韧带。

（1）骨间韧带：由骨间膜远端增厚形成。

（2）下胫腓前韧带：起于胫骨结节的前外侧，止于腓骨脊的前侧。

（3）下胫腓后韧带：起于胫骨脊后侧，止于外踝后缘。

（4）下胫腓横韧带：由下胫腓后韧带的下半部分组成，可视为下胫腓后韧带的一部分。

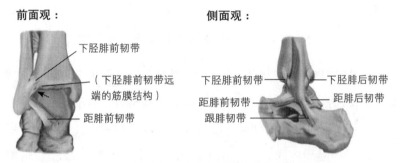

图14-16　踝关节下胫腓联合韧带及其他结构示意图

（三）发病机理

踝关节是一种屈戌关节（又称滑车关节，指能够进行屈曲、伸展的关节），在运动中不但承受着自身的重量，还要承受作用于踝关节面的外力。踝关节周围有韧带包裹，以增强其稳定性。虽然踝关节的承重能力可以达到自身体重的4～5倍，但是运动不当也易发生踝关节扭伤，严重者可发生韧带损伤，即踝关节韧带出现拉伤、部分断裂或完全断裂。

比如，人们在不平坦的路面上行走或跑步，特别是下坡或下楼梯时，如果身体失去平衡，就非常容易导致踝关节扭伤。各种体育活动，主要是篮球、足球等球类运动，跑步、跳远等田径运动，也容易导致踝关节扭伤。足踝部结构异常者，如平足症、高弓足的患者，由于足弓异常，足部受力不均匀，所以更容易发生踝关节扭伤。

踝关节的内侧与外侧有副韧带加强，外侧副韧带最易受到损伤，主要由踝关节扭伤导致。因为踝关节的解剖特点是外踝比内踝低，外侧副韧带比较薄弱，而且足外翻肌群的力量比足内翻肌群的力量要弱，所以当足踝部快速活动或在不平坦的道路上行走时，往往来不及协调位置，从而发生踝关节扭伤，大多为跖屈内翻位着地（见图14-17）。此时足踝部会受到内翻应力，使外侧副韧带中的距腓前韧带被严重牵拉，故常首先是此韧带损伤，其次是下胫腓联合韧带损伤；后者通常发生在踝关节过度背屈时（比如踢足球动作），可单发或合并骨折。

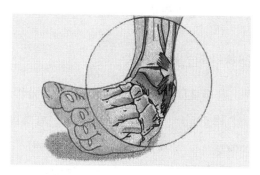

图14-17　踝关节扭伤常见姿势

（四）临床表现

患者发生踝关节扭伤后，由于早期治疗不当或未经过系统的康复训练就过早地进行剧烈运动，最终可能会导致踝关节扭伤演变成慢性踝关节不稳。从踝关节扭伤，到踝关节不稳，再到踝关节骨性关节炎，是一个漫长的过程，故损伤后患者应进行科学的康复治疗。一般扭伤后48小时内，临床表现主要为局部剧烈疼痛、肿胀、皮肤温度偏高、淤青和关节活动受限等；3天后疼痛、肿胀、淤青逐渐减轻；约2周后疼痛基本消失，肿胀、淤青也基本消退，虽然踝关节功能基本恢复，但患者可能会出现踝关节不稳等问题，即走路较长时间时踝关节易疼痛或反复扭伤。

二、预防

1. 肌内效贴布　这是一种贴扎技术。在运动之前，人们可将肌内效贴布贴在皮肤表面，这样既能限制关节过度活动，又能增强人体软组织的强度，还能保持及促进运动能力。近年来，运动员身上贴的各色胶布就是它。

2. 运动前积极准备　在运动之前，进行适当的热身和拉伸活动，可避免大部分踝关节扭伤；另外，在运动之后，按摩韧带和肌肉，可消除疲劳、防止肌肉僵硬及预防运动损伤。

三、踝关节扭伤急性期的处理方法

目前，世界上普遍认同的踝关节扭伤急性期的处理方法是 POLICE 法。P，即 Protect，保护；O，即 Optimal Loading，适当负重；I，即 Ice，冰敷；C，即 Compression，加压包扎；E，即 Elevation，抬高患侧下肢。

1. 保护　在踝关节扭伤时，患者应立即停止任何活动，可用衣服或其他布包裹并固定足踝，保持静止和休息。

2. 适当负重　在治疗急性踝关节扭伤中，找到最佳运动负荷量是关键。恰当的机械负荷可引起细胞应答反应，从而促进组织结构的改变。这也是推荐患者尽早进行康复治疗的原因。

3. 冰敷　在踝关节扭伤时，患者应尽快进行冷敷。冷敷能让血管有效收缩，也能在一定程度上抑制炎症介质的释放，从而起到很好的消肿止痛作用。扭伤后 24 小时内，如果皮肤完好，患者可将踝关节直接浸入冰水中，也可以用浸在冰水里的湿毛巾对踝关节扭伤的部位进行冰敷。一般情况下，患者每 6 小时进行 1 次冰敷，每次冰敷的时间最好是 15 分钟左右。如果踝关节扭伤已超过 24 小时，则应改用热敷疗法，因为热敷可改善血液和淋巴液循环，有利于患处瘀血和渗出液的吸收。

4. 加压包扎　在踝关节扭伤时，受伤部位应尽快进行加压包扎，方法为从足内侧到足底，再到足外侧，依次缠上弹性绷带。包扎完成后应仔细检查绷带的松紧度，如果缠得太紧，可能会加重损伤；如果缠得太松，则不能达到加压效果。

5. 抬高患侧下肢　将受伤的下肢抬高，并保持受伤部位略高于心脏，可使静脉血和淋巴液更易反流，以促进消肿。

四、康复方法

康复治疗应该贯穿损伤后的整个过程。在早期，患者应该在康复治疗师的指导下进行康复治疗；在中期及后期，患者可自我牵伸、按摩，以促进踝关节恢复及增强其稳定性。

（一）锻炼方法

1. 足尖十字（图14-18）

（1）步骤：患者坐在椅子上，患侧腿搭在健侧腿上，使患侧足踝及小腿下段悬空；然后患侧足尖按上、下、左、右的顺序运动，如悬空画了1个"十"字。此为1次。

（2）频次：每天2组，1组20次。

（3）要领：动作不宜过快，缓慢进行，以免伤到踝关节；此动作可牵伸到大部分的踝关节韧带，是锻炼踝关节韧带的基本方法。

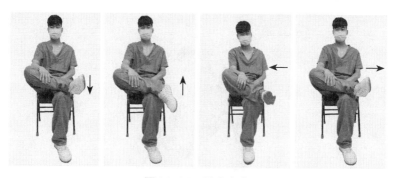

图14-18　足尖十字

2. 足画圆圈（图14-19）

（1）步骤：患者坐在椅子上，患侧腿搭在健侧腿上，使患侧足踝及小腿下段悬空；然后患侧踝关节背屈至最大限度后按顺时针方向画1个圆圈，再按逆时针方向画1个圆圈。此为1次。

（2）频次：每天2组，1组20次。

（3）要领：动作不宜过快，缓慢进行，以免伤到踝关节。

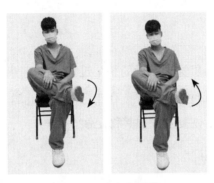

图14-19　足画圆圈

3. 背屈压足（图14-20）

（1）步骤：患侧足放在椅子横档上，健侧腿伸直，双手掌叠按于患侧膝部；然后身体前倾，同时双手掌用力按压膝部，使患侧踝关节尽量背屈，保持5~20秒后放松。一压一放为1次。

（2）频次：每天2组，1组20次。

（3）要领：力度因人而异，踝关节背屈角度以局部轻微疼痛为宜。

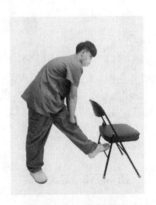

图14-20　背屈压足

4. 内翻压足（图 14-21）

（1）步骤：患者站立，患侧足放在椅子横档上，呈内翻姿势（用足的外侧支撑），患侧膝关节伸直，健侧膝关节可微屈曲（若平衡性不好，双手可扶支撑物）；然后患侧足尽可能往下压，保持 5 ~ 20 秒后放松。一压一放为 1 次。

（2）频次：每天 2 组，1 组 10 ~ 20 次。

（3）要领：做此动作要格外小心，应循序渐进，以免受伤。

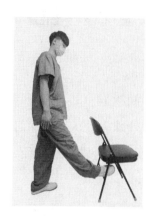

图 14-21　内翻压足

5. 外翻压足（图 14-22）

（1）步骤：患者站立，患侧足放在椅子横档上，呈外翻姿势（用足的内侧支撑），患侧膝关节伸直，健侧膝关节可微屈曲（若平衡性不好，双手可扶支撑物）；然后患侧足尽可能往下压，保持 5 ~ 20 秒后放松。一压一放为 1 次。

（2）频次：每天 2 组，1 组 10 ~ 20 次。

（3）要领：做此动作要格外小心，应循序渐进，以免受伤。

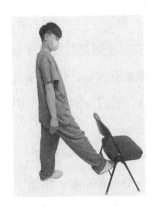

图14-22　外翻压足

（二）按摩方法

1. 外踝五点按摩（视频14-13）

（1）按压点位：①外踝尖处；②外踝前方凹陷处；③外踝尖下方凹陷处；④外踝后方凹陷处；⑤外踝直上，小腿下 1/3 处。

视频14-13

（2）步骤：用拇指指腹螺纹面按压上述部位，做小画圈运动（顺时针、逆时针均可），动作轻柔。每个部位按压 5 ~ 10 秒，此为 1 次。患者可自行按压或请家人帮忙按压。

（3）频次：每天 2 次。

2. 内踝五点按摩（视频14-14）

（1）按压点位：①内踝尖处；②内踝前方凹陷处；③内踝尖下方凹陷处；④内踝后方凹陷处；⑤内踝直上，小腿下 1/3 处。

视频14-14

（2）步骤：用拇指指腹螺纹面按压上述部位，做小画圈运动（顺时针、逆时针均可），动作轻柔。每个部位按压 5 ~ 10 秒，此为 1 次。患者可自行按压或请家人帮忙按压。

（3）频次：每天2次。

（三）中医正骨手法（视频14-15）

摇拔戳手法属于清宫正骨手法之一，分为三部分：摇转、拔伸、戳按患处。该手法具有舒筋活络、消肿止痛的功效，可促进受伤的踝关节恢复。新鲜损伤的患者，经1次治疗后能立马下地行走，疼痛明显减轻；很多陈旧性损伤的患者，经3～5次治疗后也

视频14-15

可恢复功能。具体操作过程属于专业范畴，患者应找专业人士就诊。